Ser

Messages de l'au-delà

Edilivre

Pour Annie

Merci

Sommaire

Introduction

Ma compagne a pour prénom Annie.

Son fils unique, Marc, est décédé le 16 février 2014. Son désespoir a été immense.

A travers sa souffrance, elle a pu entrer en contact avec lui, Marc, se trouvant dans l'astral de Gaïa.

Je joins ci-après quelques unes des communications quelle a eues avec Marc. Je ne citerai que des passages traitant de problèmes généraux entre son fils et elle, les autres parties étant personnelles.

Puis je continuerai la narration par les dialogues que j'ai eus avec Marc, en y incluant des messages d'Oriane passés à travers Annie, concernant ma maladie. Oriane a été ma seconde épouse.

Puis ensuite, je citerai des messages de Marc avec différentes personnes de notre entourage. Afin de préserver leur anonymat, les prénoms de chacun ont été modifiés.

Enfin j'ai choisi des messages sur des sujets généraux.

Cette suite constitue un véritable enseignement spirituel et cela m'a permis de confirmer ce que j'avais reçu personnellement auparavant par d'autres sources.

J'ai suivi une formation de technicien supérieur en bâtiment et travaux publics. Cela m'a permis d'exercer ces compétences, entre autres, dans des chantiers d'autoroutes, auprès de la direction d'une entreprise de travaux publics, dans un bureau d'études de construction d'usine, dans une usine de Nickel à Nouméa, métreur dans la construction de 2 centrales nucléaires et enfin conducteur de travaux dans une entreprise de construction pavillonnaire.

Je me suis également consacré, en parallèle puis à plein temps, à des activités de développement personnel : conférences, séminaires, consultations, rédaction d'ouvrages.

Quant à Annie elle possède un BTS secrétariat de direction. Elle a exercé dans cette activité.

En outre, elle est diplômée en médecine énergétique chinoise.

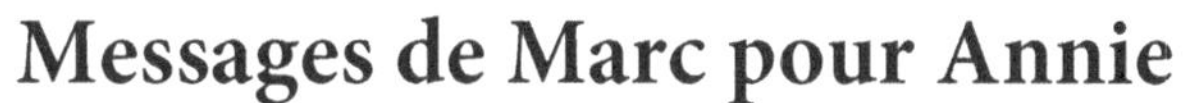

Messages de Marc pour Annie

Message Marc du 21-10-2014

… Q – Après ta rencontre avec mamie qui chantait pour t'aider, peux-tu me dire ce qui s'est passé ?

R – J'ai perdu conscience jusqu'à ce que je me rende compte qu'on me soignait.

Q – Qui te soignait ?

R – Des lumières douces bleues et dorées. J'étais à l'intérieur d'une boule de lumière bleue et dorée comme dans ton ventre bien à l'abri. La régénération passe par la reconnexion à l'énergie de l'œuf, du retour à l'intérieur de soi. Lorsqu'on renaît là où j'étais, il faut pendant un moment faire une espèce de vide. On est enroulé sur soi et on ne pense plus. C'est un vide qui se remplit d'autre chose de plus joyeux, plus fluide, plus lumineux et quand on est plein alors on peut regarder autour et accéder à un autre monde et voir ceux qui nous entourent. C'est comme un sas de nettoyage et de repos. On est bien.

Après j'ai commencé à voir. Un groupe autour de moi tout d'abord très flou. Ils me paraissaient légers et transparents comme des lampes allumées de l'intérieur. Ils n'étaient pas tous de la même couleur. Beaucoup de bleu mais avec plein de nuances.

J'ai dit comme par réflexe que je ne voulais plus

souffrir. Il m'a été répondu que cela ne dépendait que de moi. Que ce qui allait me servir de corps était malléable et qu'il serait ce que j'en ferai.

Je me suis regardé et j'ai compris que j'avais encore des marques de mon corps celui que je venais de quitter. Et puis tout s'est estompé même moi.

Maintenant j'apprends à n'avoir que des pensées propres, convenables, constructives, sinon mon enveloppe prend des formes et des couleurs qui ne me conviennent pas. Il paraît que c'est pour tout le monde au début, non pas pour que les autres voient mais pour que nous nous voyons nous-mêmes. Après on n'a plus besoin de cela car on passe dans la phase où on ressent tout de suite les dégâts que l'on cause sur nous en priorité et aussi sur les autres. Je commence à comprendre l'importance d'être capable de souffrir de la souffrance qu'on inflige aux autres, de la vivre en soi. On s'aperçoit que tout est abimé. Alors on efface tout de suite car on met de l'amour à la place, de la confiance, du pardon et tout redevient beau.

Je ne suis pas encore en contact avec beaucoup d'êtres car je ne suis pas encore assez capable de me gérer convenablement.

Je pense à toi, à mes enfants, mais sans souffrances. Tout s'organise en fonction de ce qui doit être.

Je veille sur eux et sur toi. On peut le faire car il y a toujours un passage vers ceux qu'on aime n'importe où qu'on soit.

Je ne sais pas encore bien où je suis.

Q – On se retrouve bientôt. Je t'aime très fort mon fils.

Message du 22-10-2014

Q – Coucou Marc, peut-on communiquer maintenant ?

R – Oui Maman, je t'aime.

Q – Oh moi aussi Chéri si fort, si fort.
Peux tu continuer à m'expliquer comment tu es et ce que tu ressens maintenant ?

R – J'ai l'impression de sortir tout doucement d'un brouillard clair de belles couleurs irisées mais qui serait comme un voile.

Au fur et à mesure que ce brouillard devient plus transparent, je vois des êtres, ils sont comme moi, ils n'ont pas l'air de bien savoir où ils sont. On n'a pas besoin de communiquer par la parole car nous nous exprimons par tout ce que nous sommes.

Il y en a de tristes, d'autres sont un peu perdus. Pour moi, je suis curieux de ce qui m'arrive et de ce que je vois autour de moi. Je crois qu'il faut que j'apprenne à être patient, mais pas la même forme de patience que je connaissais. C'est une patience active, pleine de compréhension et dont je sens qu'elle m'enseigne quelque chose, peut-être le respect de ce qui m'entoure, le respect des êtres lents, ou peureux ou qui ne voient pas ou autres. En tous cas la patience de mûrir, de comprendre et d'intégrer sans hâte ni précipitation.

Je me rends compte que je m'irritais facilement contre tous ceux qui ne réagissaient pas comme je voulais ou qui ne comprenaient pas assez vite. Maintenant il me semble qu'il y a tellement de choses à découvrir, à comprendre, à connaître que ce n'est pas la peine de se presser. Il faut acquérir les choses en profondeur et pas les comprendre vite et superficiellement et ensuite les oublier.

Il faut que j'apprenne aussi l'humilité. Nous passerons tous par toutes les phases au moment voulu donc, personne n'est supérieur, mais explore une phase qui n'est pas forcément la même que l'autre à un moment précis.

Je vois des corps translucides qui s'agitent plus que d'autres avec des couleurs feu ou rouge qui tourbillonnent comme de la fumée agitée par le vent.

D'autres sont gris et peu visibles.

D'autres blancs plus ou moins lumineux.

D'autres bleus.

Pas de paroles seulement des sensations. Pour moi, je suis très intéressé, curieux.

Je crois que c'est par l'expérience qu'on apprend chacun selon son propre développement.

On me fait comprendre que je suis sur un plan intermédiaire, mais intermédiaire entre quoi et quoi ?

Il faut désapprendre l'action inutile pour le ressenti formateur.

J'avais tellement l'habitude de faire et de toujours courir pour faire que je me sens coupable de ne pas faire et cela me met mal à l'aise.

Je regarde autour de moi, enfin je peux ! L'environnement est très curieux, chacun dans son environnement et il est très peu stable.

Q – Comment est ton environnement personnel ? :

R – J'avance dans un boyau souple, la lumière passe à travers la peau du boyau, blanc tamisée.

J'arrive dans un renflement comme un œuf dans lequel des couleurs ondulent puis je continue dans le boyau et soudain une trappe s'ouvre et je vois autour puis la trappe se referme et je ne vois plus. Je crois que je suis drogué et un peu embrouillé.

Mais cela va je n'ai pas peur.

Lorsque nous communiquons, je vois ma maison, mais elle est entourée d'un halo lumineux comme autour de la tête des saints sur les peintures. Au centre il y a un conduit noir qui s'enfonce dans la terre, il faut le boucher. Par là sortent des êtres non conscients qui souffrent, ils sont de couleurs foncés.

Q – Je t'embrasse très fort, ton fils.

R – Moi aussi chéri, ta maman.

Message du 24-10-2014

Q – Mon grand chéri, est ce que nous pouvons communiquer maintenant ?

R – Oui.

Q – Hier j'ai rencontré tes amis Christine, et Pascal.

Ils pensent beaucoup à toi, Ils m'ont apporté des condoléances de tes amis et patients. Je suis heureuse de constater que beaucoup de gens t'aimaient et avaient de la reconnaissance pour toi.

Je leur ai montré l'endroit où tu es né et peut-être Christine va habiter par là. Ils pensent que tu les accompagnes et que tu es près d'eux. A l'hôpital ils se réfèrent beaucoup à toi.

R – Oui je suis auprès d'eux comme auprès de toi.

Je suis content de ne plus souffrir et je suis désolé de votre souffrance.

Ici, c'est un endroit de réparation, de régénération. Je sais que Christine t'a dit que j'avais peur de la mort alors que tu souhaitais pour moi un départ plus lucide. Vous avez raison toutes les deux.

Avant de mourir on a peur mais pendant le processus de départ, j'aurai aimé communiquer encore un peu avec Charlène et toi, mais lorsque le détachement s'opère on ne maîtrise plus rien.

On assiste à ce phénomène avec détachement. Le corps refuse et paraît souffrir, la respiration est difficile, mais moi-même, je n'ai pas souffert. J'ai regardé ce qui se passait. Puis il y a une phase de non conscience, puis la sortie des brumes. On émerge et on replonge sans trop savoir ce qui se passe ni où on est.

Maintenant, je suis plus réveillé. Mais je me perçois encore comme allongé et sans force.

Le combat de la vie sur terre m'a épuisé. Je dois faire beaucoup de remises en question et je m'embrouille encore. Le positif et le négatif de ma vie, ce n'est pas très clair. J'ai beaucoup de notions anciennes à éliminer pour mettre à la place une paix, une acceptation qui n'est pas dans ma nature.

Je comprends qu'accepter, ce n'est pas passif du tout mais au contraire mettre à la place des réticences une forme d'action dans un sens différent. En fait, ma notion d'action était très erronée. Agir, ce n'est pas s'agiter et vouloir forcer les événements dans le sens que nous désirons ou qui nous paraît le seul bon et vrai, car il y a tellement d'implications par rapport à nous et à notre environnement et aux personnes qui nous entourent que nous sommes infiniment loin d'avoir toutes les données concernant chaque élément et chaque personne. Tout est à très long terme.

Donc agir c'est aussi ne pas agir. Cela implique beaucoup d'amour, de confiance, de patience, de bienveillance, c'est du très long terme. C'est pourquoi la notion de temps n'existe que lorsque nous avons un corps. Cela correspond au fait que notre corps vit peu de temps, alors nous avons l'impression que nous devons aller vite. Cette fébrilité est difficile à éliminer car elle s'est inscrite dans notre conscience. Alors que c'est précisément au moment où l'on croit que l'on n'agit pas que l'on agit le mieux car nous laissons la place à tous les éléments souvent inconnus de nous qui ont alors la possibilité de se rassembler ou de se dissocier etc.

Nous ne laissons pas assez de place à ce que nous appelons le hasard et qui est en fait une situation prévue et très organisée, à condition que nous acceptions de lâcher prise, alors tout s'ouvre mais pas toujours immédiatement ce qui nous fait douter et nous remet dans l'action qui est alors néfaste. Il faut faire à chaque seconde ce que nous pensons être bien et puis laisser les choses se faire. Le problème est que nous n'avons pas souvent une notion juste de ce que nous devons faire. J'ai toujours souffert d'indécision ce qui m'a paralysé.

C'est ce que j'essaie d'analyser par rapport à ma vie. Quand et comment j'aurai du agir dans le sens dont j'ai parlé précédemment. J'ai l'impression d'avoir souvent agi à contre temps : Passif par peur quand il fallait agir et agissant maladroitement et parfois trop abruptement alors qu'il fallait attendre et faire confiance.

La notion de prudence est importante aussi, non peur mais attention je n'ai pas toutes les données.

Si je veux bien admettre que je suis né où je devais naître et que j'ai rencontré les personnes que je devais rencontrer, il reste à comprendre ma propre attitude par rapport à tout ce qui s'est présenté et qui devait se présenter. C'est maintenant que j'apprends.

Mais je suis fatigué. Ce travail de remise en question est épuisant. Il vaudrait mieux le faire avant. Mais voilà on ne sait pas, on ne voit pas, on ne comprend pas ou on refuse de comprendre.

Q – Je t'embrasse très fort. Ton fils qui t'aime.

Message du 26-10-2014

… Q – Où en es-tu par rapport à ton guide, as-tu pu le voir, le joindre, avoir une communication avec lui ?

R – Oui. Il m'a dit qu'il était près de moi provisoirement pour m'aider à me sortir des produits chimiques qui ont abîmé ma structure profonde. Je suis plein de trous. J'ai autour de moi une espèce de coque de lumière très concentrée qui empêche ma structure de se disloquer. On m'a trop drogué. La morphine s'insinue dans les structures subtiles et fait des dégâts. La coque de lumière colmate. Il veille sur moi et m'aide à m'y retrouver un peu. C'est surtout un soignant.

J'ai vu mon guide, je crois qu'il s'appelle Argelys. Il a commencé à m'aider à me recentrer. Tout doucement beaucoup de souvenirs reviennent à ma conscience et me permettent de me retrouver. Je suis moins dans le ressenti mais plus dans le vécu vu de l'extérieur comme si je devais faire une récapitulation neutre avant d'en extraire ce que cela représente et ce que je dois en faire.

Je reste plus longtemps conscient et je serai bientôt plus agissant. Il y a autour de moi d'autres êtres qui ont besoin d'être aidés car ils sont totalement incapables de savoir ce qui se passe. Beaucoup ont été tués et le changement brusque d'état les a tellement perturbés qu'ils pleurent sans arrêt. Ils appellent leurs proches au secours.

J'essaie de leur envoyer des fluides de réconfort mais il faut qu'il fasse le travail de prise de conscience eux-mêmes.

Je suis en train de découvrir une notion nouvelle pour moi : La notion de groupe et même de masse que forment tous les êtres ensemble comme des cellules dans un corps et en même temps l'individualité qui oblige chaque être à avoir sa propre conscience. Comme s'il y avait deux consciences en chaque être, l'individuelle et la collective. Il faut faire une conciliation entre les deux qui doit être harmonieuse et non pas conflictuelle.

Q – Un grand merci, je t'embrasse très fort.

Message du 27-10-2014

Q – Bonjour Chéri. C'est maman. Peut-on communiquer maintenant ?

R – Oui.

Q – As-tu pu être en contact avec ton guide de nouveau ou est-ce un contact permanent ?

R – Difficile à dire. Je ne peux pas le voir en permanence, mais je le sens auprès de moi en permanence. Son énergie active mon fonctionnement vibratoire et j'ai l'impression de devenir plus lucide, plus conscient de ce qui se passe autour de moi.

J'ai raté une phase de mon départ à cause des produits chimiques.

J'essaie de rattraper cela et c'est mon guide qui m'aide. On dirait qu'il a la faculté de me nettoyer de tout ce qui me gêne et n'a pas été créé par moi. Pour ce que j'ai généré par mes actes, mes pensées, ma volonté, je dois faire des prises de conscience et me nettoyer moi-même. Ce nettoyage passe par le ressenti des souffrances que j'ai infligées aux autres et qui m'ont abîmé moi-même, par le regret, la réparation si elle est possible. C'est un nettoyage différent. C'est plus une évolution qu'un nettoyage.

Je pense souvent à tous ceux que j'aime. Je n'ai quitté

personne, je ne me suis même pas éloigné, je me suis modifié dans mon corps, c'est tout.

C'est une impression intéressante de se sentir proche de vous tous et en même temps d'être ailleurs.

C'est comme lorsqu'on surveille un petit enfant : On fait autre chose, mais en même temps les perceptions subtiles sont tendues vers ceux que l'on surveille. Si j'avais toujours mon corps matériel, je dirai que je vois derrière ma tête et sur les côtés et aussi devant, mais en même temps, je vois ailleurs.

J'envoie toute mon immense amitié à Jean-Pierre qui comprendra ce que je dis car il a déjà cette faculté.

Je pense très fort à Charlène qui m'a donné tellement d'Amour.

A toi Maman, A mes enfants, A Serge qui m'a permis de faire des prises de conscience plus rapides, A mes Amis. Vous êtes tous présents en moi.

Je pense que mon guide vous connaît, et qu'il vous aime tous.

Je suis relié à tous ceux que j'aime et je sers de lien pour leur permettre d'être un peu reliés à moi et au monde dans lequel je suis.

Il n'y a pas de séparation.

Je vous aime tous très fort.

Q – Merci chéri, a bientôt.

Message du 30-10-2014

Q – Bonjour Chéri, c'est Maman, peut-on communiquer maintenant ?

R – Oui.

Q – Je suis très heureuse le matin de savoir que je vais pouvoir avoir de tes nouvelles, ainsi je n'ai pas l'impression que tu n'es plus là.

Bien sûr, il est réconfortant de savoir que tu vis sur un autre plan et que tu apprends beaucoup de choses et que tu ne souffres pas, mais pour moi je ne peux pas te voir.

R – Oui mais tu peux me ressentir.

Q – Est-ce que tu as de nouveau rencontré Papi et Mamie ?

R – Oui, ils me soutiennent et me font part de leur expérience du monde nouveau dans lequel nous sommes. Ils ne sont plus dans un plan intermédiaire, mais ils peuvent venir me voir.

Ils te font dire qu'ils pensent à toi et qu'ils te remercient pour tout le travail que tu as fait après le départ de papi. Papi pensait que personne après lui n'arriverait à gérer son bien. Mais tu l'as fait et il est très content. Il est resté très sensible aux biens matériels. Mamie a retrouvé sa grand-mère Julie pour laquelle elle avait une véritable adoration. Julie aussi a perdu un fils dans sa dernière vie et elle comprend ce que tu vis. Elle t'a toujours beaucoup aimée. Pour l'instant, elle n'a pas souhaité revenir sur terre. C'est un être pacifique et elle est effrayée par toute la violence qu'il y a sur terre et qu'elle ressent avec beaucoup d'acuité. Or elle a vécu la guerre qui a tué son fils Louis et elle ne peut plus supporter cela. Je crois qu'elle n'est pas guérie de sa peur et des souffrances que la guerre a imprimées en elle.

Q – Oh merci à vous tous. Dis leur que je les aime très fort moi aussi.

Dans quel monde sont-ils ? Si c'est possible pour toi d'en parler ?

R – Dans un plan où ils peuvent recréer leur monde terrestre. Pour l'instant papi gère et mamie s'occupe d'enfants qu'elle chouchoute. Elle essaie d'apprendre à être plus souple dans ses jugements et aussi elle apprend à pardonner.

Q – Et toi ?

R – Je n'essaie pas de recréer quoi que ce soit. J'essaie de démêler seulement le fil de ma vie, pourquoi j'ai vécu certaines choses, pourquoi je n'ai pas compris au bon moment. Pourquoi j'ai mal réagi. C'est très long de chercher dans tous les recoins de son être. Il y a tellement de choses à revoir, à reconsidérer sous un autre angle, à modifier ou à accepter de modifier.

Je me suis demandé si l'ego n'était pas une façon de se protéger des agressions extérieures ?

Une forme de défense qui nous empêche de nous écrouler face à certaines attaques ?

J'ai toujours été indécis et il fallait que j'acquière une conviction profonde pour ne pas me laisser manipuler. Alors je n'acceptais plus aucun autre argument que les miens. Et mon égo me soutenait dans mon intransigeance. Mais je crois que certaines fois j'allais trop loin.

Je n'arrive pas à trouver un équilibre entre la soumission par indécision et l'intransigeance par conviction ou par égo.

Comment apprendre à ne plus être indécis ?

Je considère toujours le pour et le contre et à force de trop réfléchir, je n'arrive souvent pas à prendre de décision. Peut-être arrêter de réfléchir et laisser la solution surgir toute seule après avoir considéré toutes les données, mais je crois qu'il faut une grande authenticité pour y arriver, car si l'on ne se remet pas en question, on orientera la réponse en fonction de ce que l'on souhaite ou en fonction de son égo. C'est en cela que les êtres qui nous entourent nous aident car ils nous montrent une autre face du problème, mais alors l'indécision recommence.

Je ne trouve pas au fond de moi la solution à ce problème.

Q – Je sais je connais ce problème. Je suis souvent indécise moi-même et pourtant on est obligé de prendre sans arrêt des décisions. Lorsqu'on gère, c'est sans arrêt. Il y a toujours un moment où on doit prendre des risques et laisser les choses au hasard. Mais est ce vraiment le hasard ?

R – Pour ce qui me concerne, j'essaie de réunir le plus de données possibles et puis j'envoie tout dans l'univers en demandant que la solution la plus juste soit mise en place.

Faire ce que l'on peut dans le moment présent et laisser faire les choses dans le subtil.

S'il y a dérapage, il faut assumer les conséquences. Mais est-ce bien des dérapages ? Il faut compter aussi avec la signification des événements qui se présentent par rapport à l'évolution que l'on choisit de faire et ce que l'on doit apprendre.

Q – Chéri, en quoi es-tu indécis dans ce que tu vis actuellement ?

R – Dans le tri que je dois faire pour savoir si ce que j'ai fait est bien ou non. J'ai un peu tendance à voir chez l'autre la cause qui a fait que je ne pouvais pas faire autrement.

C'est cette indécision qui risque d'avoir contribué au déclenchement de ma maladie. Avec les éléments dont je disposais sur ma vie et mes ressentis, fallait-il vivre ou ne pas vivre. A force d'envoyer ordre et contre ordre, on désorganise le corps qui ne sait plus à quel ordre il doit obéir.

Et je me pose encore la question : Est-ce que je n'ai pas été lâche en préférant partir ? Pourtant j'ai essayé de lutter. J'ai l'impression de n'avoir pris conscience de la valeur de la vie que lorsque j'ai compris que j'étais en train de la perdre.

Nous sommes au centre d'un réseau de sentiers de vie qui partent tous du même point, disons de ce qui est dans le moment présent et il y a de multiples possibilités de vie suivant le sentier que l'on choisit. Nous nous retrouvons alors devant l'indécision. Certes nous sommes aidés et quel que soit le sentier, nous allons apprendre, évoluer et nous modifier. Mais après il y aura d'autres sentiers à choisir ? Comme nous ne démarrerons plus du même niveau, je suppose que les propositions des nouveaux sentiers seront différentes puisque nous aurons travaillé entre temps.

Je me pose la question sur la signification de ma maladie et des souffrances que j'ai été amené à subir.

Apprendre à ressentir de l'intérieur les souffrances physiques, psychiques, émotives, ce qui est important pour un soignant.

Apprendre à positiver et à garder le cap de la confiance quoi qu'il arrive.

Se remettre en question sur ce qu'on aurait dû faire pour ne pas en arriver là.

Peut-on considérer qu'en arriver là est une forme de suicide ?

Comment faire dans une telle situation pour arriver au lâcher prise et au recul qui permettra de survivre et de modifier les événements ou de les accepter (ainsi que les êtres qui nous entourent tels qu'ils sont et pas tels que nous voudrions qu'ils soient), sereinement ?

Prendre conscience de la fragilité qui nous a empêchés de réagir correctement.

Eliminer cette fragilité par le travail et la prise de conscience.

Message du 31-10-2014

Q – Bonjour Chéri, c'est Maman.

Quelles nouvelles. Peut-on correspondre maintenant ?

R – Oui.

Q – C'est la Toussaint ici et je vais sur ta tombe où repose ton corps terrestre mettre des fleurs.

R – Ici on n'a plus la notion des fêtes terrestres. Mais les fleurs, c'est un joli cadeau, c'est de la beauté. Cela augmente la vibration de l'endroit où elles sont. On les voit rayonner, elles nourrissent les énergies de leur environnement. Comme la flamme des bougies, elles aident ceux qui les regardent et ceux qui ont changé de plans mais sont restés près de leur corps sans comprendre qu'il faut migrer. Elles créent un chemin vers le haut.

Je sais que tu as du souci pour la maison de Cavaillon. Fais ce que tu peux, le reste viendra en son temps. Je pense que les lieux sont imprégnés des événements qui s'y déroulent. A leur façon, ils acceptent ou n'acceptent pas les êtres qui y sont et ce qui s'y passe.

A Mountimaù, tout a toujours été difficile. Ce n'est pas pour rien que cela s'appelle « Montemal ». J'ai des liens avec ce lieu et mon père aussi. On apporte aux lieux ce que l'on est et nous n'avons pas contribué à faire de ce lieu un espace de joie. Trop de doutes, d'angoisse, de difficultés de toutes sortes, de souffrances. Je pense qu'il faudrait aussi demander pardon au lieu dont nous n'avons pas respecté la neutralité. Il faut les nettoyer.

Je t'embrasse très fort, ton fils qui t'aime.

Q – Moi aussi Chéri, je pense très fort à toi Maman.

Message Marc 23-11-2014

Q – Bonjour Chéri, Comment vas-tu ? Peut-on communiquer ?

R – Bonjour Maman. Pas de problème.

Q – Tu parles souvent de lucidité ?

R – Oui, il y a beaucoup de prise de conscience à faire : Sur son état de santé, car bien que n'ayant plus de corps, nous sommes vivants, donc plus ou moins éveillés.

Sur nos possibilités de communications avec les autres.

Sur nos possibilités de contacts avec nos guides.

Sur nos possibilité pour avancer vers de nouvelles connaissances et aller vers un subtil de plus en plus subtil.

Q – Où en es-tu dans tout cela ?

R – Santé, j'oublie de plus en plus mon corps terrestre et ses souffrances, mais j'ai encore quelques résidus de souvenirs, de sensations, d'impressions et même de désirs. J'ai été très frustré sur le plan de la nourriture !

Communications avec les autres, cela suppose une faculté de vacuité au fond de soi et face à soi-même. Il faut faire le vide. Petit à petit j'y arrive et cela me permet de mieux percevoir et aussi de mieux émettre.

Communications avec nos guides : Ils nous prennent au point où nous en sommes de nos possibilités, et pourvu que nous en émettions le désir, ils affinent nos perceptions pour que nous communiquions mieux avec eux. Ils augmentent nos vibrations et nous nous sentons plus légers et joyeux. Et c'est merveilleux de se reposer dans cette joie et cette paix qu'ils nous aident à acquérir.

Communications avec le subtil, je me souviens de tout ce que tu m'as dit et ce que tu voyais pendant ma maladie. J'essaie d'affiner mes perceptions, d'aller dans les vibrations de la vie éternelle, vers cette lumière qui apporte l'énergie. Il n'y a plus de désirs, cela apporte la plénitude. Lorsque j'arrive à m'envoler, Je n'ai plus besoin ni de désirs ni de souvenirs, ni de sensations etc. Je suis dans le repos complet et j'avance dans des connaissances qui ne sont plus que de la lumière, des couleurs, des vibrations, de la paix. A ce moment là, s'échappent de nous des flots de bonheur. J'essaie de t'en envoyer et d'en envoyer le plus possible partout. On a vraiment la sensation que rien n'est impossible. Même ce qui paraît absolument infaisable, c'est possible. Alors la confiance absolue s'installe. C'est le désespoir d'avoir perdu cette sensation qui nous rend malade sur terre. La peur alors s'installe. Moi qui étais si peureux je me sens délivré car lorsqu'on n'a plus peur on peut jouir de tout. Et on peut vraiment agir.

Q – As-tu vu au-delà du niveau des guides ?

R – Volets qui s'ouvrent, des cloisons qui sautent. On ne peut plus envisager que tout ne soit pas parfait. Et alors c'est sur la notion de parfait qu'il faut travailler, car à chacun sa notion du parfait.

Il faut alors rejoindre le parfait absolu. Il n'y a aucune limite à l'exploration de la connaissance. On ne peut plus concevoir cela sous la forme du monde, de l'univers, de l'immensité, car à tout cela il y a une limite. Or tout est sans fin et sans limite. Nous sommes dans l'infini.

Q – J'ai rêvé que tout allait mieux avec X… ? C'est la première fois ! Y a-t-il eu un changement quelque part ?

R – Ses guides travaillent beaucoup sur le subtil pour elle. Elle paraît être moins hostile, mais la remise en question pour elle est toujours un problème.

Q – Merci, je t'embrasse très fort.

Message du 25-11-2014

Q – Bonjour Chéri Comment vas-tu ? Peut-on communiquer aujourd'hui ?

R – Je suis heureux de correspondre avec vous tous.

Q – Serait-il possible que tu sois l'intermédiaire entre les personnes en souffrance qui nous le demanderont éventuellement et leurs guides afin de les aider à mieux comprendre leurs problèmes, à les résoudre plus vite et à moins souffrir.

R – Je veux bien, quant à moi servir, d'intermédiaire toutes les fois où ce sera possible.

Q – Un grand merci, on verra cela en fonction des événements. As-tu la possibilité d'entrer en contact avec les guides d'autres personnes ?

R – Les relations inter consciences sont libres, il n'y a rien de caché. Il suffit de se brancher sur la vibration des êtres et des guides. Cela dépend surtout des possibilités et des désirs de chacun. Bien sûr, si je ne perçois pas je demande.

Q – Pourrais-tu joindre Oriane, l'épouse terrestre de Serge maintenant décédée ?

R – Oui, elle a beaucoup de travail à assurer car elle aide beaucoup de consciences à faire le passage entre la terre et les plans subtils et aussi entre les plans subtils et différentes planètes nouvellement préparées pour recevoir les êtres en demande d'évolution.

Elle dit qu'elle vous aidera à prendre contact avec les consciences et les guides des êtres en demande.

Pour apprendre à se décaler par incorporation, il faut respirer d'abord très profondément, ensuite il faut fixer son esprit sur un objet, une lumière, ou toute autre chose choisie par le médium. Ne pas oublier les protections indispensables pour éviter de se laisser parasiter. Tout cela crée une vacuité intérieure qui permet au médium de se garer dans un petit coin de son être et de laisser la place à la vibration qui va s'incorporer pour se manifester. Le corps du médium devient souple et relâché. Il a alors la sensation d'être bercé dans une grande douceur. Si la moindre sensation d'étouffement ou de malaise se présente, il faut arrêter immédiatement.

Serge connaît bien ce processus puisqu'il assurait mes protections.

Serge a la sensation d'être physiquement de plus en plus détérioré. C'est que sa vibration augmente et ses cellules matérielles ont du mal à suivre. Pourtant, en plus des fonctions matérielles, chaque cellule a son propre rayonnement, sa « poche » personnelle de vibrations qui lui permet de suivre l'augmentation des vibrations de la conscience de l'être. Et c'est lorsqu'il n'y a plus de matière et plus que de la vibration lumière que l'être se désincarne. Chez Serge, ses cellules ont chacune beaucoup de vibrations lumière, mais il aime la vie terrestre et donc il préfère pour le moment garder le plus possible ses cellules en état de fonctionnement matière. De toute façon il peut travailler utilement là où il est. Donc peu importe où l'on est si l'on est conscient et désireux d'agir dans le sens de l'aide et de sa propre évolution.

Que l'on évolue sur une planète matérielle ou sous forme plus subtile, l'essentiel c'est d'évoluer.

On choisit de revenir dans les corps matériels, essentiellement lorsque l'on a quelque chose de précis à apprendre ou à modifier qui nécessite les sensations du corps physique.

Pour les êtres qui se désincarnent subitement suite à des accidents ou des morts violentes, il y a un processus spécial. D'un seul coup, toutes les cellules se vident de leur force matière et il ne reste plus que le subtil, ce qui permet à l'être de s'alléger.

Q – Mais il emporte avec lui, dans le subtil, les traces de ses souffrances.

R – Oui d'où la présence des hôpitaux cosmiques. Ce sont des sas qui permettent de se laver de tout cela.

Q – Qu'en est-il des consciences des êtres qui ont commis des actes mauvais ?

R – Ils ne sont pas abandonnés, ils sont mis en position de sentir les souffrances qu'ils ont infligées aux autres : A eux de comprendre et de décider s'ils vont s'amender ou pas.

Q – Un infini merci. Nous vous envoyons tout notre Amour.

Message du 26-11-2014

Q – Bonjour Chéri, c'est Maman.

R – Oui je suis là.

Q – J'en ai bien besoin. Je suis déprimée, avec des sensations de malaise comme s'il allait arriver quelque chose de mauvais. Quelques semaines avant que je m'aperçoive que tu étais malade, j'ai ressenti ce genre de mal être, et cela n'a fait qu'empirer jusqu'au jour de mon anniversaire où j'ai compris que je ressentais ta maladie, je n'avais pas su situer où était le problème, mais je savais qu'il serait grave.

R – Je sais.

En ce qui concerne ton malaise actuel, tu dois remplacer ces mauvais ressentis par de la confiance.

Tout cela est relié aux problèmes avec X… Tu captes ses humeurs, ses violences, ses mensonges. Ne t'occupe plus de cela. Tu as d'autre chose à faire plus intéressant et plus important. Elle recueillera les fruits de ses agissements.

Q – Merci. Je vais travailler sur le tri de mes ressentis. Je n'arrive pas à distinguer d'où viennent ces sensations.

R – Pour mieux comprendre, il faut méditer : Laisser le malaise t'envahir, respirer profondément, puis analyser la situation avec les éléments que tu as, mais d'une façon neutre. Tu as peur et donc tu grossis toujours le côté noir.

Tu es défaitiste. Tu as des soutiens, les choses quelquefois paraissent se présenter mal et il y a des revirements imprévus. Tu n'as pas toutes les données en mains. Tu as fait tout ce que tu as pu en ton âme et conscience. Maintenant laisse les événements suivre leur cours.

Q – Oui merci. Je vais y travailler. Cela me fait du bien de t'en parler. Je sais que si tu me donnes le résultat final de cette terrible situation, je ne travaillerai pas sur mes peurs. Donc j'essaie de faire confiance en la vie et dans le choix de vie de chacun. Mais j'aurai besoin que cela se termine vite, je fatigue.

R – Tout n'est pas prévu d'avance, cela fluctue en fonction de l'évolution de chacun face à la situation. Il y a une trame sur laquelle se cale tout le reste : Les bons, les mauvais sentiments, les vibrations, les désirs, les demandes, les karmas, les situations acceptées par les consciences pour se modifier, les modifications ou les refus de modifications etc.

Q – Pense tu que je pourrai travailler par incorporation ? Cela me paraît inaccessible en ce qui me concerne.

R – C'est un déclic à ressentir. Tu restes tranquille, tu te fixes sur un point et tu te laisses aller.

Q – Est-ce qu'alors je vais m'endormir ?

R – Ce n'est pas que tu es endormie, mais mise en suspens, décalée, dans un état de bien-être.

Tu as accès à une autre dimension. Tu flottes. C'est comme quand tu commences à t'endormir, tu as la sensation de glisser et c'est très agréable.

Q – Alors pourquoi dit-on que le canal se fatigue ?

R – C'est que cet état entre veille et sommeil demande

une certaine vigilance de la part du canal. Ce n'est pas la détente du sommeil profond. Si on dort on rêve. Là on reste en état de vacuité. Le processus normal du sommeil ne se fait pas. On n'est pas en état de relâchement, mais de vacuité acceptée et surveillée.

Q – Je suppose que tant qu'on ne l'a pas vécu on ne comprend pas vraiment. Bon je vais essayer.

J'ai toujours l'impression que je ne fais pas ce qu'il faut, qu'il y a encore quelque chose à faire. Cela me met sous tension permanente. Je cherche ce que je n'ai pas fait. Et toujours je culpabilise et essaie de me justifier et de persuader, de montrer ma bonne foi.

R – Ce sentiment te vient d'une vie où tu étais esclave. Tu craignais tellement de te faire maltraiter que tu étais toujours sur le qui-vive, et tu cherchais à te justifier à la moindre alerte.

Comme les choses ne dépendaient d'ailleurs pas du fait que tu fasses bien ou mal, cela te mettait en totale insécurité permanente d'où peurs permanentes.

Q – Cette vie était reliée à quoi ?

R – A ton libre arbitre. Tu avais trop tendance à être persuadée que tout t'était dû.

Q – Merci Chéri, J'essaie de modifier tout cela.

Message du 27-11-2014

Q – Est-ce que tu peux me dire si j'ai un nom vibratoire ?

R – Oui, tu t'appelles « Source ». Car même si tu es au plus bas, il y a toujours au fond de toi une source inépuisable d'énergie qui fait que même si tu crois que tu n'en peux plus, tu peux encore. Tu es reliée à La Voie Lactée, et ton énergie est sans cesse renouvelée.

Cette énergie de Source, qui veut dire « qui donne naissance », qui se trouve au départ, à l'origine, tu peux la transmettre. Tu sais être convaincante et transmettre l'enthousiasme de quelque chose de neuf, du renouveau. Tu peux faire cela. Tu peux redonner de l'espoir à ceux qui n'en ont plus. Il y a beaucoup à faire dans ce sens.

Je te donnerai des messages de joie et d'espoir et tu les transmettras.

Je t'aime

R – Merci, moi aussi je t'aime.

Message du 22-05-2016

Q – Ou en es-tu toi-même dans ta vie actuelle ?

R – J'envisage de me réincarner car je dois, à travers un autre corps, effacer les souffrances et les destructions que le corps que tu m'avais fabriqué a subi. Nous devons aussi effacer vis-à-vis de la terre ou du monde qui nous a reçu les souffrances et les destructions infligées aux cellules physiques.

Lorsqu'un être arrive au bout de sa vie sans avoir sali son corps et son environnement par des matières chimiques ou autres pollutions, il rend à la terre l'amour qu'elle lui a donné et il l'enrichit de son amour.

Je dois dépolluer mon esprit, mon intelligence, ma conscience des aspects nocifs qui m'ont amené à me créer ce cancer. J'étais à la fois trop influençable et trop sûr de moi.

Si l'on veut progresser, il faut reconnaître ce qui a été mal fait et tenter d'y remédier. Dans mon cas, je ne peux pas faire autrement que repasser par un autre corps.

Q – Nous ne pourrons plus avoir de communication alors ? C'est une question que je me pose beaucoup, comment peut-on rester en contact avec un être qui a repris un corps et qui ne vit plus dans le subtil ?

R – Nous ne réincarnons pas notre grande conscience

en entier, mais seulement ce qui nous est utile pour la vie que nous choisissons de vivre. Nous restons vivants aussi dans le subtil et ce processus est indépendant de la vie dans le corps.

Nous vivons matériellement dans notre corps, mais notre grande conscience a la faculté d'entrer en contact avec les êtres qui l'appellent et elle retransmet le ressenti de ce qu'elle a reçu. C'est comme un appareil récepteur et émetteur. Tu envoies, elle reçoit et elle me retransmet, pas sous une forme consciente mais sous une forme de ressenti.

Nous pourrons continuer à communiquer car il y a beaucoup d'amour entre nous. Je sentirai cet amour même si je ne me souviens pas de ma vie avec toi et c'est ainsi que tu participeras à ma nouvelle vie, car l'amour va partout et est toujours ressenti même si on ne se souvient pas consciemment de l'être qui nous l'envoie. Je ressentirai un bien-être et une consolation lorsque tu penseras à moi avec amour, c'est aussi cela l'amour inconditionnel. Je serai heureux de cette aide et cela reviendra vers toi et t'aidera aussi.

Nous avons développé une faculté de télépathie entre nous, et cela fait partie du subtil de toutes nos vies. Cela ne peut pas s'effacer simplement parce qu'on n'a plus de corps physique ou parce que l'on a changé de corps.

Q – C'est douloureux pour moi de savoir que tu vas devenir quelqu'un d'autre sur le plan du corps même si je sais que tu seras quand même toujours toi et que tu as choisi cela pour t'améliorer. J'ai l'impression de te perdre une deuxième fois.

R – Ne pleure pas, nous nous reverrons.

Q – Est-ce que tu me préviendras quand tu seras sur le point de te réincarner ?

R – Oui mais ne t'inquiète pas. Une réincarnation cela se prépare longtemps avant et ce n'est pas pour tout de suite.

Q – Est-ce que tu pourrais attendre que je meure et que je me réincarne moi-même pour revenir et que je sois à nouveau ta mère ?

R – Mais cela est déjà arrivé. Et sans être ma mère tu pourrais être un être très proche. L'important c'est l'évolution que l'on fait ensemble.

Ne te pose pas ce genre de questions. De toute façon nous ne serons jamais séparés puisque l'amour, qui est la plus grande communication qui existe, nous reliera toujours.

Message du 10-05-2017

Q – Bonjour Nous est-il possible de communiquer ?

R – Oui

Q – Pour Annie

Considérant les problèmes de plus en plus difficiles qui se présentent à moi sur le plan terrestre et pratique puis-je savoir où j'en suis par rapport à ma vie spirituelle ?

R – Tu as toujours été un élément fluctuant car ta grande conscience n'accepte pas certaines contraintes qui l'obligent à s'enterrer dans la matière.

Bien que tu prétendes ne pas avoir de grande conscience, celle-ci dont une partie reste dans les plans subtils a délégué la partie nécessaire pour ton incarnation sur terre. Mais cette partie, contrairement à la plupart des autres consciences, n'est pas descendue volontiers. Tu es dans le fond de toi-même un être qui ne supporte pas l'action. Tu as fait plusieurs incarnations dans des monastères où il te suffisait de prier pour agir.

Tu agis maintenant dans la matière mais tu ne le supportes pas. C'est là un de tes buts d'incarnation tout être, humain, animal ou végétal et la terre également a ce magnifique appel vers le don sacré de soi. La terre est la première à donner l'exemple. Elle donne tout et ne demande jamais rien. Elle est dans le don sacré mais dans toute l'ouverture d'Amour qui fait que l'être ne peut que donner.

Tu veux donner mais à tes conditions. C'est pourquoi tu as choisi de faire les choses hors de tes conditions. Prends exemple sur la terre. Elle donne tout sans condition mais ce qu'elle récoltera sera d'une beauté extraordinaire, alors que lorsque l'on donne contraint et forcé il faut plusieurs incarnations pour ne plus lutter contre ce que l'on a choisi de faire au plus haut niveau.

Q – Qu'est-ce que la grande conscience ?

Lorsqu'elle naît, elle est la conscience enfant toute neuve mais elle est déjà universelle ; Elle arrive avec sa lumière.

Elle sait que ce qu'elle doit faire c'est acquérir des expériences qui vont la faire grandir et ce qu'elle apprend sera diffusé dans l'univers au service de qui en a besoin. Certaines expériences ne sont faites que sur le plan subtil, mais la plupart du temps, il faut l'expérience de la matière pour que le bébé grandisse.

Cette nécessité d'expériences dans la matière est un choix qui est dans la conscience dès la naissance. Elle est déterminée avant la naissance avec l'aide des consciences qui ne se sont jamais incarnées et qui ne s'incarneront jamais.

Les consciences qui ne s'incarnent jamais ne sont pas supérieures car pour certaines leur travail est extrêmement routinier : elles font partie du mécanisme automatique de l'organisation des naissances de conscience et de leur orientation. Elles ne sont pas différenciées.

Bien sûr il y a les consciences uniquement vibratoires qui diffusent à un niveau très lumineux, mais les vibrations diffusées ne sont pas toujours conscientes.

Les grandes consciences de très hauts niveaux sont uniquement celles qui ont fait l'expérience de la matière et ont su la transcender. Ceux-là atteignent la véritable connaissance et le véritable Amour.

C'est ce que vous appelez le chemin.

Pour Serge

Q – Quel est l'état de ses corps matériel et subtil dans ce que vit Serge actuellement. Où en est son processus d'évolution ?

R – Son corps matériel suit son petit chemin.

Il devait apprendre à tenir compte de la matière et à ne pas se considérer comme matière subtile, ce qui est une façon de détourner la conversation.

Son corps subtil avait terriblement tendance à se considérer comme le plus important dans l'incarnation. Il est en train de boucher les trous qui correspondent à ce fonctionnement trop éthéré.

Quant à son processus d'évolution, il y a en plus de tout le reste une chose très importante : Serge n'a jamais perdu sa foi, rien ne peut l'ébranler. Tous ces problèmes matériels étaient aussi un nouveau test qu'il a passé brillamment.

Q – Quel est le sens profond de notre rencontre et de nos partages ?

Comme pour toutes rencontres et partages de personnes sur le chemin qui devient conscient, c'est l'échange, le développement de l'Amour de la Vie, le développement de la vibration du don sacré.

Mais il serait préférable que vous essayez de ne pas trop réfléchir, mais seulement de laisser passer entre vous et ensuite entre les autres et vous toute la lumière qui se propage instinctivement. L'instinct est ce que tout être récolte au fur et à mesure de ses expériences et qui est définitivement intégré. Cela devient alors l'instinct et là plus besoin de réfléchir. C'est l'accumulation des expériences intégrées. C'est l'instinct qui devient notre lumière personnelle.

Votre rencontre représente une augmentation de force et ce qui devient absolument urgent de diffuser, c'est l'Amour de la Vie.

Messages pour Serge-Reiver

Message du 30-07-2015

Accident de Serge-Reiver du 29-07-2015

Q – Bonjour Marc Pouvons nous communiquer ?

R – Oui.

Q – Serge vient d'avoir un accident de la route, il a pas mal de dégâts corporels as-tu quelques informations à me donner quant aux causes de cet accident ?

R – Je pense qu'il est bon de ne pas paniquer.

Oriane a entendu l'appel. Elle t'a aidé dans ton travail avec les boules blanches et dans les contacts avec l'hôpital cosmique. Moi aussi. Nous veillons sur lui.

Q – Serge est désireux de connaître les raisons de cet accident ?

R – Plusieurs raisons.

Il a été très contrarié d'avoir été mis en cause en ce qui concerne le procès pour voir les enfants. Il y a des vibrations nocives qui peuvent attaquer les meilleures défenses.

Le conducteur de la voiture a été attiré à cet endroit, à ce moment là, car il devait recevoir un gros impact dans sa conscience concernant certaines imprudences et actes d'inconscience dont il a été responsable. Cette fois, la vue d'une personne âgée, ensanglantée sur le capot de sa voiture l'a profondément marqué. Il était en risque d'accident mortel, cela sera évité.

Serge ayant perdu une partie de ses protections, et le conducteur ayant besoin d'une alerte très forte et urgente, les deux se sont conjuguées pour produire cet accident.

Mais il y avait des protections qui ont mis des limites aux dégâts.

Serge est remercié d'avoir participé à ce sauvetage. Même si cela paraît injuste selon la logique de la terre, il y a des êtres suffisamment généreux pour accepter de payer de leur personne pour en sauver d'autres. Serge a cette générosité. Qu'il en soit remercié et récompensé.

Q – Un très grand merci pour ces informations et pour les protections que vous donnez à Serge. Beaucoup d'amour.

Message du 23-08-2015
pour Serge-Reiver

… Q – Je voudrais, si cela est possible, des précisions au niveau de cet accident de Serge.

Il y a des êtres qui acceptent de se sacrifier, lors de circonstances particulières, telles recevoir les coups à la place des autres afin de les protéger et de les préserver. Mais est-ce vraiment un acte d'amour et de générosité gratuit ?

N'y a-t-il pas, pour celui qui prend les coups qui ne lui sont pas destinés, un karma à écluser derrière ?

R – Il y a au moins quatre cas à considérer :

1) l'accident pur et simple : On n'aurait pas dû être là mais on y était. Il y aura alors une compensation.

2) Effectivement une personne peut se trouver au milieu d'une situation de violence et prendre les coups parce que dans une vie antérieure, elle a mal agi et a choisi d'éliminer son karma de cette façon. C'est alors une façon de montrer à ceux qui ont été protégés ce qu'est l'amour et le sacrifice. Ils sont généralement reconnaissants et intègrent dans leur conscience une façon d'agir dans l'amour et le sacrifice qui leur sera profitable pour la suite de leur vie.

Il y a donc double bienfait : Le karma est éclusé et il y a

une leçon d'amour qui est répandue dans les consciences concernées.

3) Il y a l'acceptation par une conscience de se sacrifier uniquement par amour et esprit de sacrifice, sans qu'il y ait un karma à écluser : C'est le cas de Serge dans cet accident.

Serge a eu un lien étroit avec les 3 petits enfants dans une autre vie. Ce n'est pas avec les parents qu'il était connecté mais avec les enfants. Il y avait risque d'un accident plus grave dans lequel les enfants auraient été estropiés et gravement blessés.

Dans une vie antérieure, Serge était une femme de la noblesse. Ces 3 consciences étaient ses serviteurs qui ont passé leur vie à s'occuper d'elle et à la protéger avec une fidélité sans faille.

Il n'y avait aucun karma ni d'un côté ni de l'autre, seulement la reconnaissance du cœur.

4) Le choix par une conscience de se sacrifier pour améliorer le niveau vibratoire d'un lieu et des êtres qui l'occupent. Il s'agit là d'un acte totalement gratuit et fait uniquement dans l'amour universel.

On ne parle plus alors de sacrifice mais de mission.

Q – Un grand merci et beaucoup d'amour.

Message d'Oriane du 28-11-2015 pour Serge-Reiver

Q – Pouvons-nous communiquer maintenant avec Oriane ?

R – Oui.

Q – Reiver voudrait revenir sur les causes de son accident. Que s'est-il passé exactement à l'époque de Jésus qui a provoqué la désincarnation de ses 3 amis ?

R – Ils suivaient Jésus depuis déjà quelques mois. Ils étaient avec lui lors de son arrestation. On peut dire qu'ils étaient en mission car beaucoup d'autres personnes qui aimaient Jésus étaient restées cachées de crainte de représailles. Ils ont été reconnus comme appartenant à la suite de Jésus et ils ont été tués. Ils devaient rapporter ce qu'ils avaient vu aux autres.

Q – Qu'elle est la responsabilité de Reiver dans ces circonstances ?

R – Il n'a pas su maîtriser son désespoir et sa colère et il a attiré l'attention sur lui et les autres.

Q – Pourquoi Reiver devait-il les sauver dans cette incarnation ?

R – Il ne devait pas les sauver, il pouvait les sauver. Si la voiture n'avait pas été arrêtée au moment de son accident, un autre accident gravissime était prévu peu de temps après. Il s'est interposé. Mais ce n'était pas une obligation mais plutôt un acte de reconnaissance et d'amour.

Q – Durant les circonstances de l'arrestation de Jésus où Reiver se trouvait-il ? Pourquoi ne se trouvait il pas avec eux ?

R – Il était avec eux mais il était jeune et rapide et il s'est sauvé. Il a profité de la foule pour disparaître. Les autres pris par surprise n'ont pas été assez rapides.

Q – Est-ce bien parce que Reiver a attiré l'attention sur le groupe que les 3 amis ont été tués ?

R – C'est aussi parce que les 3 amis ont manifesté mais n'ont pas pu se sauver.

Q – Qu'elle était la cause de l'accident de voiture qu'ils devaient avoir maintenant ?

R – Il est inscrit dans la destinée des parents qu'ils doivent se trouver face à une grande souffrance par rapport à leurs enfants. Ce ne sera pas la mort puisque Reiver a pris une partie du problème sur lui.

Q – Reiver avait-il le droit d'intervenir dans ce Karma ?

R – Pour les parents ce n'était pas un karma mais un choix d'évolution.

Q – Reiver a donc dérangé un processus d'évolution ?

R – Ce n'est pas déranger un processus d'évolution, c'est apporter une énergie d'amour qui pénètre dans les êtres et leur permet de voir autrement ce qu'ils n'avaient pas réussi à voir. Les parents ont été marqués par cet accident et dans leur conscience, ils ont compris qu'une évolution peut se faire autrement, moins brutalement. La destinée des enfants continue, ils vont devoir faire un parcours qui comprend la notion d'amour désintéressé et de sacrifice par amour des autres.

Q – Pouvons-nous poser des questions sur le dernier accident de voiture ?

R – Oui.

Q – Qu'elles en sont les causes ?

R – Pour les personnes qui se trouvaient dans la voiture qui a provoqué l'accident, une prise de conscience. Pour toi, appuyer sur le problème pour les marquer. Pour ta compagne puiser dans ses réserves pour montrer l'exemple de la maîtrise de soi. C'est un test pour elle pour mesurer ses progrès par rapport à la violence. Vous êtes sans arrêt testés. Il n'y aura pas de conséquences graves, mais vous avez joué un rôle et fait pénétrer dans ces consciences la notion de responsabilité. Ils se savaient responsables mais ils manifestaient. Ils ont compris qu'ils devaient s'excuser et se taire et ils ont reçu de l'amour et du pardon d'Annie, ce qui leur a donné un exemple important.

Q – Oui mais Reiver a craqué. Il n'a pas pu donner l'exemple.

R – Chacun vous aviez un rôle différent : Reiver par son attitude qui montrait de la peur et de la souffrance leur a fait mesurer qu'une attitude irresponsable peut avoir des conséquences graves. S'il n'y a pas forte réaction, il n'y a pas impact et le contraste avec l'attitude calme, compréhensive et pleine d'amour a été plus important et les a marqués beaucoup plus.

Q – Un grand merci pour ces précisions qui sont importantes pour nous. Nous demandons un temps de vacances pour pouvoir nous récupérer et nous limiter dans notre désir de vouloir sauver le monde car nous nous sentons très fatigués.

R – Dans le monde actuel qui n'est fait que de violence, ceux qui ont la possibilité d'aider sont très sollicités et même si votre impact n'est que sur quelques consciences, il est important car il donne un impact d'amour. Vous vous reposerez plus tard.

Q – Qu'elle est ton action ? Que fais-tu en ce moment ?

R – Nous sommes tous centrés sur la terre qui est l'enfant terrible du cosmos. Toutes ces consciences violentes qui ont désiré s'incarner pour évoluer ont de grandes difficultés à se calmer. Nous travaillons essentiellement à soutenir les énergies de la terre. Nous sommes très inquiets car nous n'avons pas d'impact sur ces consciences. C'est pourquoi partout il y a des êtres qui nous aident à faire pénétrer la notion d'amour, d'une façon consciente ou inconsciente. C'est pourquoi vous ne pouvez pas compter sur beaucoup de repos en ce moment.

Q – Le fait que je sois opposée d'une façon aussi difficile à X fait-il partie de ce travail ?

R – Oui, il est navrant que tu envoies des pensées aussi négatives et que tu manques de confiance. Tu découvres au fur et à mesure que ce qui arrive n'est pas contre toi mais des tentatives pour faire comprendre à X ce qu'elle doit apprendre. Alors on se calme.

Q – Je trouve effrayant que vous ne puissiez pas agir sur ces consciences. Je comprends que nous sommes face au libre arbitre de chacun mais quand il y a trop de dégâts.

R – Ne t'inquiète pas pour cela. Fais ton travail. La Conscience Universelle a des ressources que vous ne pouvez pas envisager. C'est pour ces consciences que nous sommes en soucis pas pour l'univers. Nous ressentons les effroyables souffrances qui agitent tous ces êtres, mais n'oublie pas que nous recevons toutes les victimes et aussi les bourreaux, et le travail se poursuit sans arrêt. Confiance et travail dans la joie. C'est ce qu'il faut arriver à faire.

N'envoyez dans l'univers que de l'aide et de l'amour. Le reste se fait tout doucement mais avec régularité. Vous êtes nombreux à travailler avec nous. Vous gérez votre travail. L'univers gère le reste. Nous sommes toujours présents et nous vous aimons.

Q – Un grand merci et beaucoup d'amour.

Message du 05-02-2016
pour Serge-Reiver

Q – Je voudrai une communication avec Marc, est-ce possible ?

R – Oui.

Q – Serge vient d'avoir un AVC. Depuis ton décès, nous subissons des épreuves terribles et dont nous avons l'impression qu'elles ne s'arrêteront jamais. Et il en arrive toujours. Serge demande si tu peux nous éclairer sur la signification de tout ceci ?

R – En ce moment vous êtes soumis à des pressions énormes de forces qui vous attaquent. Serge a recommencé à diffuser autour de lui et à grande échelle un enseignement qui dérange. Dans cette période tout est extrêmement perturbé.

La haine de X. n'arrange rien. Tes angoisses et doutes non plus.

Il est indispensable que vous réactiviez vos défenses au maximum. Vous avez trop oublié de le faire. C'est difficile de toujours être obligé de se défendre.

Serge est trop fragile pour aller au combat la poitrine nue.

Nous veillons sur lui au maximum.

Il y a eu un regroupement de forces utilisées pour la haine, ce qui a encore augmenté leur pouvoir destructeur, c'est pourquoi il vous a été dit que vous ne pouviez pas vous reposer mais il y a une grosse différence entre se reposer et vouloir livrer un combat au-dessus de ses forces.

Il y a un brassage énorme de forces. Il monte vers nous des colonnes noires de souffrances, de haine, de désespoir. Nous nous efforçons de nettoyer, d'assainir, mais beaucoup de consciences sont ivres de violence et sont emportées dans un tourbillon dont il est difficile de sortir.

Courage nous veillons sur vous.

Q – Un grand merci beaucoup d'amour.

Message du 04-03-2016
pour Serge-Reiver

Q – bonjour Chéri c'est maman, est-il possible d'avoir une communication ?

R – Oui.

Q – Serge a eu un grave accident de la circulation dont il n'est pas encore remis. Il vient d'avoir un AVC qui l'a laissé paralysé du côté droit. Cela fait beaucoup d'épreuves. Il aimerait savoir pourquoi il est obligé de vivre cela ?

R – Nous vous avions prévenus que vous n'alliez pas pouvoir encore vous reposer : Serge a éclusé durant le premier accident des reliquats d'actes qu'il avait faits dans une autre vie, il a accepté de protéger des êtres. Cela est fait. Il n'a aucune raison de revenir là-dessus. Le lien qui l'unissait à ces êtres est un lien d'amour qui restera toujours entre eux. Ils bâtiront encore des mondes ensemble.

Pour ce qui est de l'AVC, il n'y a pas de karma. Serge se retrouve maintenant face à son corps. Le corps est une individualité dont il faut tenir compte lorsque l'on est sur terre. La maladie le met face aux contingences terrestres qu'il a toujours essayé de fuir, car c'était plus facile pour lui de vivre dans le monde cosmique : Pour lui, son corps n'était qu'un support lui permettant de communiquer avec les autres (bien qu'il l'ait toujours respecté).

On ne comprend bien les souffrances des corps des autres que lorsque l'on a vécu soi-même les mêmes épreuves. Je te comprends, mais je le vis et je sais ce que tu vis ou tu as vécu.

Par ses efforts pour reconstituer ses cellules, il envoie dans le corps de beaucoup d'êtres épuisés par la guerre, les blessures physiques et psychiques, la volonté de se régénérer, le respect et l'amour du corps dans n'importe quel état qu'il se trouve, et aussi des cellules neuves qui vont aller directement là où elles seront utiles dans le corps d'autres êtres souffrants.

Le combat pour le corps, sa beauté, sa santé est un combat quotidien pour tous. Cela fait partie du contrat passé avec notre conscience, nos guides et Gaïa.

Tous les corps actuellement sur terre sont reliés entre eux par les vibrations de Gaïa.

Chaque corps qui souffre envoie un SOS à tous les corps vivants sur terre et même dans le Cosmos.

C'est pourquoi celui qui lutte pour son corps, dans la lumière, l'amour et le respect, aide tous les autres corps à se régénérer.

Serge est en train de faire l'expérience de l'amour de son corps et par là de l'amour de tous les corps. Il aide par sa volonté et ses efforts pour guérir, un nombre incalculable de corps qui gisent dans des souffrances intolérables et dans l'incompréhension totale de ce qui leur arrive.

Il y a ce que l'on appelle l'instinct de survie qui est la volonté animale du corps terrestre de survivre et il y a l'amour conscient de son corps, de toutes les cellules dont la régénération consciente par l'effort et l'amour régénère tous les corps de tout l'univers.

Ce n'est plus j'aime mon corps pour moi, mais j'aime mon corps car il participe à la régénération des autres corps et de l'univers. Il faut agir en ayant ce concept bien présent dans l'esprit et dans l'action.

La nappe vibratoire dans laquelle tous les corps matériels vivants sont immergés permet la transmission dans tous les corps, dans tout l'univers.

On envisage toujours la communication entre les êtres sous la forme de télépathie ou autres formes totalement subtiles, oui cela existe et est beaucoup utilisé, mais il y a l'autre communication plus physique et même matérielle qui consiste à envoyer des cellules vivantes et en bonne santé dans tout l'univers.

Par le travail sur les corps subtils et la visualisation on peut régénérer son corps, mais par le travail sur les cellules elles-mêmes, l'entretien, le respect et l'amour, on le peut aussi et on envoie l'information et les résultats cellulaires vers d'autres êtres qui en ont besoin.

C'est pourquoi manger des êtres vivants que l'on fait souffrir et que l'on tue à cet effet fait tellement de mal à l'univers et à tous les corps.

Même les végétariens souffrent dans leurs cellules des souffrances des animaux sacrifiés pour la nourriture, car tous les corps sont solidaires et dépendent les uns des autres sur cette terre.

Tout comme la lumière peut devenir physique et matérielle, le physique et le matériel peut devenir lumière, mais c'est un phénomène très lent.

Cela explique les phénomènes d'auto-combustion : Le corps matériel devient lumière, mais la transformation est très rapide.

La véritable évolution est de ressentir profondément en

soi, psychiquement, physiquement, matériellement, la souffrance des autres. On n'aura alors plus du tout l'envie de faire souffrir car la souffrance de chacun et de tous deviendra insoutenable. Et pour faire cesser cette souffrance il n'y aura qu'une seule solution : Que plus personne ne fasse souffrir l'autre ou les autres et soi-même.

Dis à Serge qu'il a une fois de plus accepté d'explorer consciemment un domaine de la Vie très important, et qu'il sera important d'enseigner après l'avoir vécu.

Nous sommes tous autour de vous pour vous aider.

Nous vous aimons.

Q – Un infini Merci et beaucoup d'Amour.

Message du 22-05-2016
pour Serge-Reiver

Q – Bonjour Chéri. Nous souhaiterions avoir une communication est-ce possible ?

R – Oui.

Q – La situation physique et morale de Serge ainsi que la mienne sont de plus en plus difficiles, nous vieillissons, nous manquons de force pour faire face.

Pourquoi devons nous vivre des épreuves aussi difficiles alors que nous souhaitons finir notre vie dans la sérénité et la paix ?

R – En effet, c'est le souhait de la plupart des gens de terminer leur vie paisiblement, mais avant naissance, vous n'avez ni l'un ni l'autre choisi une vie de repos.

Serge qui arrive à la fin de ses incarnations terrestres fait une sorte de bilan. C'est comme lorsqu'on boit une bouteille de jus de fruits sans la secouer : A la fin c'est beaucoup plus épais. La pulpe s'est ramassée au fond.

Il nettoie tous les résidus.

Pour toi, le problème est plus complexe. Dans cette incarnation tu as fait énormément de prises de conscience : Pendant longtemps tu n'as pas ou pas assez assumé tes responsabilités par faiblesse, par peur, par refus de te donner peine.

Dès que la prise de conscience est faite, l'énergie se met en place pour donner la force à la conscience et à l'être lui-même de faire face : C'est pourquoi malgré ton immense chagrin tu as fait face à tout et tu continues. Tu es beaucoup plus assistée que tu ne le crois.

En d'autres temps, d'autres ont assumé ce que tu refusais de faire et même d'envisager. Maintenant c'est à toi de prendre les autres en charge.

Petit à petit les choses vont devenir plus faciles car au fur et à mesure chacun effectue son propre nettoyage.

Q – Serge a l'impression de faiblir au lieu de progresser.

R – Ce ne sont que les forces physiques : Tout ce que tu sais et toute ton énergie spirituelle est intacte. Mais tu es un homme de communication : La communication te nourrit. Actuellement tu ne peux plus communiquer comme tu le faisais et cela te donne l'impression de régresser. Dans ta grande conscience tu progresses.

L'accident a beaucoup affaibli l'énergie vitale de ton corps. Tu connais les raisons de cet accident, le reste n'est qu'une conséquence. Suite à cet affaiblissement, inconsciemment tu as baissé les bras. Et maintenant tu recommences à baisser les bras. Il faut revoir le protocole de soins et ne pas tourner en rond toujours avec les mêmes médicaments.

Q – Un infini merci et beaucoup d'amour.

Message du 06-10-2017
pour Serge-Reiver

Q – Bonjour Peut-on communiquer ?

R – Oui Reiver.

Q – Reiver demande à communiquer avec un responsable de la Confédération Galactique.

R – Ici le centre de recherches et de coordinations des informations concernant les diverses façons de soigner de la Confédération.

Q – Depuis un an et demi j'ai eu mon AVC. Je ne note pas d'amélioration de mon état. Est-ce normal ou pas ? En fonction de ce que j'ai à vivre ?

R – Lorsque tu as eu ton contact à Nouméa et après, tu as demandé et accepté d'être « au service ». Donc en ce moment tu es au service.

Bien sûr il y a énormément de malades sur lesquels nous pouvons prendre des informations, mais ce n'est pas ce dont nous avons besoin.

Ce qui nous importe, c'est de recevoir d'un être éclairé, qui vit les choses en conscience et qui peut faire avancer les progrès de santé en pénétrant en conscience dans la vibration des choses. C'est long car Reiver ne rentre pas suffisamment dans la vibration de la maladie, la vibration de son bras et de sa main, la vibration de sa jambe, car s'il est paralysé, c'est bien sûr parce qu'il y a eu destruction dans le cerveau, mais aussi parce les vibrations des membres malades ne sont plus en harmonie avec le reste des vibrations de son corps.

Il faut qu'il devienne conscient de toutes les vibrations qui l'entourent. Des vibrations des médicaments, de la nourriture, de la boisson, de l'air, de l'eau, de la lumière, de tout ce qui l'entoure qui a trait à la maladie y compris des êtres vivants.

Nous travaillons pour soigner sur le subtil des êtres, sur la lumière dégagée par les personnes malades. La partie normale de son corps est d'un blanc lumineux, la partie malade est grisâtre et sans rayonnement. Il faut aussi qu'il intervienne là.

Pour faire changer la vibration de la matière, il faut entrer en connexion avec la conscience subtile des cellules, il faut déprogrammer le fonctionnement inadéquat et le remplacer par un fonctionnement dynamique et en harmonie.

Q – Est-ce que je dois me faire soigner par la médecine légale ou la médecine parallèle ?

Est-ce que les soins physiques et terrestres ont un sens pour moi ?

R – Tout est en mouvement à l'intérieur de la matière, tu le sais et c'est sur ce mouvement que tu dois intervenir.

Peu importe les soins que tu vas donner à ton corps si tu convertis tout en mode vibratoire.

Il faut travailler sur le passage du physique au subtil, c'est à ce moment-là que se produit la régénération.

Q – Avez-vous quelque chose à ajouter concernant la santé de Reiver.

R – Oui Pour l'instant, il peut répéter et visualiser les mots suivants :

Harmonie et sentir le fleuve fluidique couler de son cerveau dans les membres malades. Nous enverrons les fluides nécessaires qui le traverseront.

Guérison visualisation classique des membres en bonne santé et en mouvement.

Amour et gratitude envers ce corps qui s'efforce de transformer sa souffrance en connaissance.

Q – Quel est ton nom vibratoire ?

R – Aouménnnnnéééé.

Q – Avec beaucoup de mercis et d'amour.

Message du 12-04-2018
pour Serge-Reiver

Q – Je voudrais parler à quelqu'un de la Confédération qui me connaît bien.

R – Oui.

Q – Je voudrais savoir à quoi correspond mon 2ème AVC. Viviane a dit que c'était lié à une vie antérieure en Egypte.

R – Lorsque tu étais enfant, tu as revécu pendant la guerre d'Algérie des scènes de violence qui reproduisaient d'autres scènes de violence vécues dans des vies antérieures. Les secousses reçues ont fragilisées des vaisseaux dans ton cerveau et l'accident a appuyé sur ces fragilités.

Lors d'une guerre dans la Basse Egypte tu avais été pris à partie au milieu de la foule car tu défendais des idées de paix peu appréciées dans le contexte. Tu as reçu des coups sur tout le corps et aussi sur la tête. Tu as eu un coma. Lorsque tu es revenu à toi, tu n'as pas réussi à te faire entendre.

Actuellement, suite à ce 2ème AVC, tu ne peux plus te faire entendre par la voix et la présence, mais tu as eu le temps de faire des écrits qui te permettent de continuer à parler sans parler.

Ceci te délivre du désespoir que tu avais ressenti de ne plus pouvoir t'exprimer comme tu le voulais.

Dans cette vie comme dans la vie précédente concernée,

tu as un rôle d'enseignement. Tu as pu l'accomplir et donc terminer ce que tu n'avais pas pu faire alors.

Q – Est-ce que je peux poser une question sur Annie ?

R – C'est à elle qu'il faut le demander.

Q – Annie est en révolte actuellement suite aux événements qu'elle a vécu ces derniers temps. Peux-tu me dire quelque chose à ce sujet ?

R – Avec sa permission, elle finit de régler non pas un karma de vies antérieures mais une difficulté à gérer les événements de sa vie présente depuis son enfance.

Difficultés à gérer les émotions essentiellement provoquées par la mère mais aussi le père.

Difficultés à gérer les problèmes générés par ses relations avec le mari.

Le schéma est toujours le même : Face à des êtres plus ou moins déséquilibrés, elle n'arrive pas à se redresser. Elle fait des erreurs et donc cela amène de la révolte.

Elle a pris de la force par rapport à la dépendance que ces êtres ont créée en elle. Mais elle reste fragile par rapport à ce genre de situation. Sa révolte vient de ce qu'elle n'arrive pas à se dégager de ces dépendances et qu'elle accepte toujours de faire ce que les autres veulent.

Q – Quel est ton nom vibratoire et ta fonction ?

R – Je m'appelle Rhéza, je travaille avec Oriane pour aider les nouveaux mondes à se créer.

Q – Je te salue bien et donne à Oriane mes meilleures pensées.

Merci et beaucoup d'Amour.

Messages de Marc
pour diverses personnes

Message du 24-10-2014

Q – Je t'embrasse très fort. Ton fils qui t'aime.

…

Q – Chéri je reviens. J'ai eu l'impression que tu m'appelais.

R – Oui, je voudrai correspondre avec Charlène mais il faudrait qu'elle soit près de toi pour qu'on puisse se parler. Dis-lui que je suis auprès d'elle et de Louise. Que je l'aime infiniment et que bientôt tout va aller mieux pour eux.

La roue tourne et les périodes de bon et de moins bon alternent. Charlène a besoin de souffler un peu. Je l'embrasse avec tout mon Amour.

R – Chéri, c'est maman. J'ai parlé avec Serge, il pense qu'il serait bon que tu te branches sur la lumière et que tu demandes à rencontrer ton guide. Il est à ta disposition, Mais il faut que tu tournes ton regard vers la lumière et que tu demandes à le rencontrer il va t'aider à faire le bilan de ta vie. Il t'apportera beaucoup d'amour, de compréhension, de bienveillance, d'aide.

R – Merci maman je vais faire ce que dit Serge.

Q – J'ai prévenu Charlène. Elle t'aime et te remercie.

Message 15-11-2014

Q – Chéri bonjour nous est-il possible de communiquer ?

R – Oui.

Q – Tu es toujours disponible ?

R – La disponibilité n'est pas une attente en vue de faire quelque chose et entre temps ne rien faire. Le travail étant tout en ressenti, vibrations, rayonnements, émission réception, la connexion est très rapide. On perçoit un appel on répond. Mais on peut aussi émettre vers plusieurs endroits ou êtres en même temps. Même processus pour recevoir.

De plus nous sommes très proches toi et moi, donc je te perçois très bien et très vite.

Q – Je suis très heureuse de tout cela. Peux-tu me dire si c'est le guide de Jean qui est venu ce matin ?

R – Le guide de Jean est particulièrement vigilant auprès de lui en ce moment, car il est à un tournant de sa vie. Il a choisi de revivre plusieurs fois le même schéma avec des consciences nouvelles pour lui, non pas parce qu'il n'a pas compris mais parce qu'il n'arrive pas à se mettre dans le crâne que la vie sur terre ce n'est pas comme lorsqu'il vivait sur le plan décalé des êtres de la nature. Sur ce plan règne la plus grande confiance car la nature leur fournit tout ce dont ils ont besoin. Ils connaissent le rôle que chacun doit jouer. Ils le font très consciencieusement, et par ailleurs, ils sont très joyeux, ils ne se posent pas beaucoup de question sur le plan individuel. Tout s'organise autour d'eux très simplement et très logiquement avec le rythme des saisons, des fleurs, des arbres, de l'eau. Certes ils ont entre eux des affinités mais il règne entre ces êtres une grande solidarité. En général, ils ne connaissent pas la maladie, sauf s'ils essaient de se rapprocher des hommes, ce qu'ils évitent de faire en règle générale.

Jean a souhaité se rapprocher des hommes car il était tombé amoureux d'une jeune fille qui adorait se promener dans les bois, ramasser des champignons, parler avec les arbres, se baigner dans la rivière. Il a fait tout son possible pour rentrer en contact avec elle. Elle l'a perçu et il lui a expliqué son monde et elle le sien.

Depuis ce temps lointain, il a commencé le cycle des réincarnations mais il a gardé au fond de lui la nostalgie de cette période.

Pour lui, il n'y a pas trop à se préoccuper de l'avenir, tout doit se présenter au moment opportun et ça doit marcher.

Il croit à la magie de l'amour entre les êtres et de l'Amour tout court.

Dans cette vie, par rapport à ces êtres nouveaux qui sont des consciences qui se sont beaucoup incarnées, mais qui n'ont pas réussi à décramponner de leur peur, de leur manque de confiance dans la vie, de leurs exigences, sa mission était de leur montrer la joie de vivre, la confiance, le désintéressement qui sont naturels chez lui et qu'il ramène du monde de la nature.

Il a imprégné autant qu'il a pu ces consciences de ces vibrations de liberté et de joie. Il a terminé cette mission.

Peu importe le résultat visible ou pas. Il y a eu impact et cela suffit.

Actuellement se présente sur son chemin la possibilité de rencontrer du monde et de faire passer toutes ces vibrations d'amour, de confiance, de joie, d'apaisement. C'est dans la continuité de ce qu'il a commencé à faire depuis longtemps.

Néanmoins, ce qu'il avait, lui, à apprendre, c'est d'accepter le poids de la matière. C'est lourd, mais il doit s'individualiser plus. Il n'est plus dans ce joli petit monde plein de joie et de liberté dans lequel il suffit de bien faire ce que l'on doit faire et tout va bien, et dans lequel tous les êtres sont conscients de faire partie d'un tout qui les unit et les soutient. Il faut, non pas qu'il recherche la difficulté, mais qu'il ne fuit pas les difficultés même s'il se donne beaucoup de mal pour faire plaisir et essayer de faire comprendre à l'autre que puisqu'il donne beaucoup, il doit recevoir pareillement. Certains êtres sont ainsi faits que plus on leur donne et plus ils sont persuadés que c'est normal et qu'on doit leur donner encore et toujours plus, tout en restant terrorisés de perdre ce qu'ils ont déjà.

Le tournant de sa vie consiste à se reconnaître comme individu à part entière, à accepter la solitude, à entrer dans le matériel. Faire ensuite entrer dans la matière les vibrations lumière fait partie de sa nouvelle mission.

Son guide Julius est près de lui, l'aime et le soutient au maximum.

Q – Merci Chéri, je lui ferai part de ceci.

R – Communiquer avec toi me donne beaucoup de joie.

Message 17-11-2014

Q – Bonjour Marc, est-ce qu'on peut communiquer maintenant ?

R – Je suis là. Je vous aime. Recevez toutes mes pensées. Je travaille de plus en plus car je deviens de plus en plus lucide.

Je souffre de sentir Pierre dans une telle souffrance. Le problème qu'il a va encore durer quelque temps car tout n'est pas éclusé dans sa relation avec son épouse actuelle. Il a à assumer cette violence car elle le met en face d'une image de lui qu'il doit modifier.

Q – Quelle image ?

R – Il est fort en apparence, mais au fond de lui il a un coté fragile. Et ceci le fragilise. Il est en train de faire l'unité de son être : D'un côté sa force qui vient aussi en partie d'une assurance de sa force physique, mais son côté fragile doit être renforcé.

Q – Son épouse actuelle est-elle capable de se modifier dans cette vie ?

R – Elle a commencé à réfléchir mais elle ne veut convenir de rien car trop orgueilleuse. Mais Pierre la force à se remettre en question au fond d'elle.

Q – D'où lui vient cette effroyable violence ?

R – Dans une vie antérieure, elle a été élevée dans la rue sans soutien et sans éducation ni moralité. Elle a commis des actes de méchanceté sur d'autres personnes. Elle refuse de l'admettre. Elle est en dualité au fond d'elle. Elle se veut une bonne personne et ses instincts sauvages sont encore là. Il lui fallait donc une force en face d'elle, mais elle ne peut pas le supporter d'où conflit.

Q – Pierre est étonné d'avoir toujours rencontré des femmes ayant subi des violences sexuelles. Pourquoi ?

R – Pierre a pris un engagement qui fait qu'il attire ce genre de conscience. Lui n'a rien à se reprocher, ce n'est qu'un engagement de sa conscience. Il a décidé ce genre de mission avec ses guides, car dans une vie antérieure, lors des guerres de religion, toute sa famille a été décimée et sa mère et ses sœurs ont été violées et tuées sous ces yeux sans qu'il lui soit possible d'intervenir. Il en a été si bouleversé qu'il s'est juré d'aider et de soutenir tout être passant près de lui ayant subi des sévices.

Q – Pierre se souvient d'avoir entendu sa mère crier lors d'une relation sexuelle avec son père, cela a-t-il pu aussi déterminer sa mission, alors qu'il était encore dans son ventre ?

R – Ce qui a déterminé sa mission est le sentiment d'impuissance qu'il avait vécu avec cette famille précédente. Mais dans le cas dont il parle, il a retrouvé ce sentiment d'impuissance.

Q – Pourquoi pas de parole dans vos rencontres ?

R – Pas besoin, nous étions jumeaux et nous avons

toujours communiqué sans parler. C'était d'une grande douceur et nous avons beaucoup souffert d'être séparés. Maintenant nous retrouvons cette si douce communication et elle nous suffit. Il sait ce que je ressens et je sais ce qu'il ressent. C'est comme sur notre plan, la parole est inutile.

Message 16-02-2015

Q – La maman de Vence souffre énormément du départ de son fils et en plus dans des conditions aussi dramatiques. Vence est-il prêt de toi ? A-t-il quelque chose à dire à sa maman ?

R – Vence a senti que tu posais des questions sur lui et il est venu immédiatement.

Il crie tout son Amour pour sa maman, son père et tous ceux qui l'entouraient et qu'il aime.

Il les remercie de penser à lui avec autant d'Amour. Il leur dit tout son Amour.

Il est en convalescence, il a compris qu'il ne faisait plus partie de la terre mais il sait aussi qu'il est toujours vivant et qu'il peut aider les autres à comprendre ce passage de la vie terrestre à la vie qui continue dans l'au-delà.

Il supplie tout le monde de considérer qu'il est toujours vivant. Il est toujours près d'eux avec tout son Amour, « cessez de pleurer, je suis toujours là ».

Fermez les yeux et vous sentirez que je vous envoie de l'aide et beaucoup d'Amour. La présence physique est certes importante, mais le lien d'Amour ne s'efface jamais.

Si Maman pleure, je pleure avec elle. Et pourtant je l'accompagne partout, je suis autour d'elle. Je n'ai pas commencé l'ascension vers une connaissance plus subtile, je suis resté, pour le moment, proche de la matière, car je sens les chagrins et les révoltes que vous m'envoyez et je ne peux pas vous laisser dans cet état. Je vous Aime, je suis là, courage ! Neath et moi vous aimons et vous demandons de bien comprendre que nous sommes heureux là où nous sommes. Nous ne nous voyons plus avec nos yeux mais nous nous ressentons avec nos cœurs.

Il n'y a pas de séparation, nous sommes là et nous vous aimons.

Message 27-02-2015

Q – Bonjour Marc peut-on communiquer maintenant ?

R – Oui.

Q – C'est Jacques le fils de Carole qui souhaiterait avoir un contact avec son guide, car il a besoin d'éclaircissements concernant la voie qu'il doit suivre actuellement. Il se trouve dans un circuit d'études qui ne lui plaît pas, il aimerait aller vers une situation de coach sportif, mais rien ne s'organise pour qu'il puisse suivre les études correspondantes !

R – Je suis le guide de Jacques. Ce que je peux lui dire, c'est qu'il est intelligent, et que s'il n'arrive pas à trouver sa place et sa voie, c'est que dans une vie précédente, il était un homme politique qui avait des responsabilités, et qu'il lui était demandé à travers cette fonction d'aider les autres à se situer à travers leurs idées, leur travail, leur situation. Il avait un rôle de guide. Il s'est surtout occupé de lui et de sa propre situation politique et financière.

Tous ces hommes politiques qui ont un rôle social et qui ne l'assument pas correctement, se retrouvent dans leurs vies suivantes dans une situation de déstabilisation. Ils ne trouvent plus leur place. Ils étaient habitués à être en vue et protégés par leur statut. Ce sont surtout des intellectuels qui manipulent les idées et les gens. Lorsqu'il faut qu'ils se retrouvent à faire des travaux plus pratiques, ils ont des difficultés.

Jacques fait partie de ceux-là. Il doit retrouver le contact avec une réalité tangible. Il est amené à faire l'expérience de travaux terre à terre, à découvrir les vraies réalités, les vraies souffrances.

Les injustices qu'il découvre lui font mesurer à quel point il peut être difficile de se trouver sous la coupe de quelqu'un qui abuse ou qui n'est pas capable de ressentir les difficultés qu'il impose aux autres. C'est ce qu'il a fait lui-même en d'autres temps sans se rendre compte des conséquences qui découlaient de ce fonctionnement.

Actuellement, il apprend à travers toutes ces difficultés à devenir un chef attentif, compatissant, capable de comprendre les situations et d'aider tout en gardant un rôle d'ouverture et de guide.

Q – Merci beaucoup. Je t'aime très fort.

Message 20-03-2015

Q – Bonjour Chéri. Est-ce que nous pouvons communiquer ?

R – Oui.

Q – Merci.

Q – Mon ami René a son anniversaire aujourd'hui, y a-t-il des renseignements que nous pouvons lui donner pour ce nouvel âge ?

R – Oui bien sûr.

René est en recherche et il a réussi à faire un immense travail sur lui-même :

1- D'acceptation de toutes situations qui se présentent à lui avec une très grande confiance et un désir d'être toujours dans la vérité. Il sait prendre du recul.

2 – Il n'a pas d'ego qui le paralyse et il peut aider à supporter beaucoup de souffrances aussi bien chez les êtres en demande que pour aider la terre.

Dans ce nouvel âge, il peut agir en cultivant la joie. Le recueillement lui est bénéfique.

Il faut qu'il écoute son intuition qui est en train de se développer.

Il a la possibilité d'aider une conscience qui est restée près de lui. Il suffit qu'il lui envoie de l'amour et de la lumière.

Q – Merci beaucoup.

Message du 28-03-2015

Q – Nous demandons une communication avec le guide d'évolution de Carole. Est-ce possible ?

R – Oui.

Q – Qui s'exprime ?

R – Son guide qui est aussi celui de son fils Andy.

Carole a, dans une précédente vie fait le même travail que Reiver, c'est pourquoi elle est capable d'écouter beaucoup de gens, de comprendre, d'analyser et d'aider. Son problème dans la vie dont il est question, c'est qu'elle s'était complètement déconnectée de la vie réelle et il a fallu qu'elle accepte une incarnation dans laquelle elle a accepté de se trouver confrontée avec le réel, le matériel, les situations très prosaïques pour elle et pour les autres. Pour son évolution c'était essentiel car elle qui était "il" dans cette autre vie devenait trop directive sans tenir compte des circonstances terrestres dans lesquelles les humains évoluent.

Sa mère était alors sa fille et était tout aussi déconnectée qu'elle, ce qui aggravait le problème.

Maintenant elle a bien les pieds sur terre et elle devient de plus en plus efficace dans ce qu'elle doit faire.

Q – Est-ce que tu peux répondre à ce qui vient d'être exprimé par Carole ?

R – Vous êtes dans le cas ou il n'est pas question de sentiments (bien qu'ils existent), ni de possibilités d'évolution ou autres.

C'est seulement le libre arbitre de chacun qui doit s'exprimer.

Peu importe que vous restiez ensemble, que vous vous sépariez, que vous fassiez une halte pour vous retrouver. Carole a fait ce qu'elle devait faire, Thio est dans une telle souffrance que cela devient de la révolte et un refus en bloc de tout.

Parlez tous les deux, dites vous votre amour et aussi l'actuelle impossibilité de continuer et quelle que soit la décision de rester ensemble ou de vous séparer, rien n'est mauvais.

Prenez votre décision ensemble et alors tout va se détendre.

Carole tu dois accepter de lâcher même lorsqu'il s'agit d'aide. A un certain moment celui ou celle que l'on veut aider ne peut pas le supporter. Alors accepte de ne plus pouvoir aider.

Un thérapeute propose une aide de guérison mais c'est le patient qui accepte ou non de se guérir.

Q – Qu'elle est la relation évolutive et karmique entre Carole et Thio ?

R – Dans la vie dont il est question précédemment, Thio avait été abandonné et recueilli par Lionel (lorsqu'il faisait le même travail que Reiver) (ancienne incarnation de Carole). Il a toujours eu avec lui une relation compliquée car il voulait lui faire plaisir mais cela ne correspondait pas à ce qu'il était lui-même. En grandissant, il s'est affirmé, en prenant le contre-pied de l'enseignement et de l'éducation qui lui avaient été donnés. Carole est encore dans son inconscient ce père adoptif auquel il veut plaire ce qui l'oblige à trop se contraindre. Avec son père actuel, il ne se contraint absolument pas et c'est une compensation par rapport à ce père adoptif, c'est pourquoi il donne l'impression de ne pas pardonner. S'il arrive à passer au-delà de ce sentiment avec Carole, ses relations avec son père actuel s'amélioreront, car il n'aura plus à se révolter. Il l'acceptera comme il est.

Q – Beaucoup de remerciements et d'amour.

Nous voudrions avoir la confirmation du pays où carole a été violée dans une vie antérieure.

R – Oui, Laos.

Message du 23-05-2015

Q – Avec qui sommes-nous en communication à l'instant ?

R – Avec les guides de Dan. Il a deux guides actuellement, car il est en souffrance et a besoin d'être soutenu.

Q – Sur quel plan travaillez-vous ?

R – Althaïr est sur un plan subtil, car il a longtemps guidé Dan sur les plans subtils. Son autre guide est un guide qui est plus proche de la matière.

Q – Pendant plusieurs incarnations, Dan a travaillé sur les plans très subtils, mais sur le plan matériel, il était passablement déconnecté.

Il a vécu longtemps dans des couvents où il développait ses aptitudes à la connexion avec les guides.

Dans cette vie, il a accepté de se colleter à la vie terrestre plus matérielle. Dans les couvents, il n'avait pas de contacts directs avec les humains tels qu'ils sont avec leur misère, leurs souffrances, leurs exigences.

Dan a beaucoup travaillé dans l'idéal, la théorie.

C'est une conscience pleine d'amour et de dévouement, un peu lente.

Dans cette vie, le fait qu'il soit très attaché à un contexte religieux, l'aide à accepter et à assurer ce qu'il doit faire sur le plan matériel.

Dans les couvents et les églises, il a toujours beaucoup aidé, il s'est toujours beaucoup dévoué, mais il n'était pas directement concerné.

Le fait que maintenant il doive faire face à des problèmes plus proches de lui, d'enfant et de petit enfant, l'oblige à s'intégrer plus dans la matière, il n'est plus question de seulement comprendre et se dévouer pour les autres, mais il faut qu'il ressente.

Il n'a pas encore eu d'enfants de sa propre chair, car il a refusé, il a eu peur. Il a accepté le mariage et le fils de son épouse comme son fils mais il n'est pas encore complètement dans le ressenti de la souffrance d'un enfant de sa propre chair.

Sa mère est un commencement de ce travail.

Dans les couvents ou les églises on ne se préoccupe plus beaucoup de sa propre famille.

Le travail à faire actuellement est celui-ci. Il est en plein dedans.

Le fait qu'il ait encore besoin du cadre de l'église et de la religion n'est pas nuisible pour lui, c'est seulement un reliquat de vies antérieures, un refuge. Il n'en a plus besoin pour son évolution, mais cela l'aide à accepter ce vers quoi il va actuellement.

Dan est un être généreux, bon, dévoué.

Certains êtres vont de la matière vers le subtil, lui c'est l'inverse, il va du subtil vers la matière et c'est pourquoi il n'a pas accepté d'aller dans le sens de la médiumnité. Ses possibilités à ce niveau sont en lui, mais il a développé cela dans des vies antérieures. Il l'a en réserve en lui.

Pour l'instant il doit s'ancrer et faire face au matériel complètement.

Son 2ème guide est là pour l'aider dans ce sens.

Habitué à aider les autres, pour lui se prendre en charge, c'est s'occuper des autres, Mais maintenant, ce n'est plus une aide par la prière et les incantations, mais une aide plus physique, mettre les mains à la pâte pourrait être l'image qui correspond.

Q – Est-ce que pour Dan le fait de quitter une église l'aiderait à se prendre en charge ?

R – Il y viendra tout doucement, A ce niveau là il n'accepte pas d'être brusqué car c'est encore pour lui une béquille.

Il faut accepter de chacun qu'il fasse ce qu'il est capable de faire au moment où il en est.

Ne plus avoir le cadre d'une église voudrait dire qu'il est capable d'avoir ses propres cadres sans souffrir. Patience.

Lorsque l'église ne lui apportera plus de satisfaction, de lui-même il modifiera son comportement.

Q – Est-ce que pour aider les gens Dan peut utiliser ses capacités médiumniques ?

R – Il n'y a pas de contre-indications à cela, mais alors il va rester dans un niveau subtil qui risque de le déconnecter encore.

Q – Peux-tu donner ton nom vibratoire ?

R – Cyber.

Q – Quel est le rôle de Muriel auprès de Dan ?

R – Muriel a un esprit de recherche très développé, elle préfère la recherche à l'application.

Elle est aussi beaucoup plus intégrée dans la matière, elle l'aide à faire face au quotidien. Sans elle il préfèrerait retourner dans des couvents.

De plus elle lui a apporté un fils en grand état de souffrance, et une petite-fille qui a de grosses difficultés. Ce sont les transitions qu'ils ont choisies tous les deux. Dan pour s'ancrer en aidant, Muriel en se rapprochant beaucoup du subtil grâce à Dan et aussi en aidant Dan à s'intégrer dans la matière.

Q – A qui ont correspondu les sérieuses difficultés qu'ils ont rencontrées dans leur église il y a quelques mois ?

R – Cela aidera Dan à se détacher des attaches qui lui restent face à l'église. C'est dans la suite logique de ce qu'il doit faire. Il est encore attaché à l'église et à ses cadres, mais comme il doit apprendre à s'en détacher, le fonctionnement de son église se met à dérailler. Il l'abandonnera d'autant plus volontiers que ce ne sera plus une aide mais des souffrances et des contraintes.

Q – Beaucoup de mercis, beaucoup d'amour.

Message du 05-06-2015

Bonjour Chéri, peut-on communiquer ?

R – Oui.

Q – Y a-t-il possibilité de contacter le guide de Soan, le fils de Monique ?

R – Oui, je suis Orsan, le guide de Soan.

Q – Soan suite à des vaccins militaires et au maniement d'armes nucléaires a contacté une maladie musculaire qui fait que petit à petit, ses muscles s'atrophient : peux-tu l'aider en lui donnant l'explication des raisons qui ont amené son corps à souffrir de cette façon ?

R – Soan a participé à la flagellation et à la lapidation de son épouse alors qu'il vivait en Albanie qui était alors un pays essentiellement arabe.

Il a refusé tout pardon à cet être qui avait été violé et qui était enceinte de son violeur.

Il a dû retourner dans ce pays pour constater de ses yeux les horreurs que peuvent déclencher la guerre, le non respect des autres, l'intransigeance, la haine.

Cette femme a eu tous ses muscles, tout son corps, mutilés. Mais bien avant que la mort n'arrête ses souffrances, elle était devenue folle de douleur. La mort a été très lente à venir, c'est pourquoi sa maladie le détériore lentement maintenant.

En se reconnectant avec les énergies de ce pays, il s'est reconnecté avec la mémoire de sa vie en ce temps-là.

Il était alors un homme important, il aurait pu lutter contre ces coutumes inhumaines, mais il a préféré garder son statut et ne pas lutter contre les habitudes des gens du pays. C'était une conscience assez faible.

Q – Merci infiniment et beaucoup d'amour.

Message du 22-06-2015

Q – Nous désirons communiquer avec le guide d'évolution de Carole.

Est-ce possible ?

R – Oui.

Q – Quel est le nom du guide de Carole ?

R – Yozuah.

Q – Comment concilier les caractères de Théo et d'Endy pour les conditions de travail à venir.

R – Avant d'essayer de concilier quoique ce soit, il faut revenir sur les problèmes d'Endy.

Depuis sa naissance, et surtout depuis qu'il a pris conscience de ses problèmes de visage, Endy est en révolte. La révolte s'accentue car il a compris que plus on essaie de lui enlever le problème et moins il part. Il n'espère plus rien de ce côté-là. Il développe un tempérament frondeur car cela le libère momentanément de sa révolte.

Quelque part, il en veut à tout le monde et même au monde entier. Symboliquement et même réellement il refuse tout.

Certes il a compris qu'il faut travailler pour vivre, mais effectivement il serait capable de faire n'importe quoi pour avoir de l'argent sans travailler. Il ne faut pas lui enlever les barrières qui le maintiennent encore un peu dans la logique de la société.

Il n'est pas méchant, il n'est pas malhonnête, il est révolté et toutes les fois qu'il peut s'exprimer par la violence, il a l'impression de se venger de son handicap.

Il a compris le système du karma, mais il n'a pas le recul suffisant pour l'accepter.

Donc malgré les difficultés que cela va représenter, il ne faut pas le lâcher.

Par contre, il serait peut-être faisable de ne l'employer qu'à mi-temps, et de le pousser à s'organiser un travail bien à lui, il serait alors encadré mais aussi il serait amené à prendre des responsabilités qui lui ferait comprendre que ce n'est pas son handicap qui compte mais sa valeur propre. On ne lui enlèvera pas son caractère, c'est à lui de travailler dessus, mais il a besoin de prouver ses propres possibilités.

Certains petits chantiers pourraient être gérés par lui tout seul, chez des gens que Théo connaît et qu'il pourrait passer à Endy tout en gardant un œil sur lui bien entendu.

Q – Théo est en très mauvais état psychologique et émotif, comment lui faire accepter cette possibilité ? Endy n'est-il pas encore trop jeune ?

R – Pour Théo, de toute façon la méthode est toujours la même, il refuse au départ et après il fait dans le sens qui lui a été demandé.

Pour Endy, il n'arrivera à surmonter sa révolte que lorsqu'il aura pu prouver sa propre valeur. Il aime son père, il se calque sur lui, mais en même temps il ne le supporte pas car il l'écrase par sa valeur propre.

Q – quel est l'aspect karmique de l'angiome sur son visage ?

R – Endy était un soldat terriblement bagarreur. Il s'est trouvé mêlé à des violences qu'il n'a pas su gérer et il n'a pas su avoir la compassion nécessaire pour aider les êtres en difficulté alors qu'il était responsable de toutes ces souffrances. Il faut qu'il ressente directement le désespoir et la révolte des êtres injustement abîmés. Révolte et rancune.

Q – Est-ce que Carole peut parler de cette communication à Théo et à Endy ?

R – Théo refusera. Endy fera semblant de refuser mais cela va l'interpeller.

Q – Endy fume des joints. Qu'elle est l'attitude juste à adopter par Carole ?

R – Plus elle lui dit plus il continue, cela fait partie de sa révolte. De plus cela le soulage de ses tensions internes.

Le plus important, c'est qu'il n'en fume pas trop, mais si cela reste dans une limite raisonnable, laissez passer, il finira par se gérer lui-même correctement dès qu'il aura réussi à se prouver qu'il est capable d'être quelqu'un de bien, ce qu'il est d'ailleurs, mais qu'il ne veut pas voir pour l'instant.

Q – Endy est-il quelqu'un de frondeur fondamentalement ?

R – Non, il est très taquin, mais dans de nombreuses vies, il a été obligé de vivre dans une soumission inacceptable, il a été esclave en Egypte, il était alors juif esclave et il a développé alors un refus de l'injustice qui le pousse à être frondeur.

Q – peux-tu me dire pourquoi il a été esclave ?

R – (pas de réponse).

Q – Beaucoup de mercis et d'amour.

Message du 25-06-2015

Q – Nous souhaitons rentrer en contact avec le guide d'évolution d'Alphonse est-ce possible ?

R – Oui.

Alphonse est relié à l'énergie de Jean-le-Baptiste. Il annonce, il fait partie de ceux qui sèment les graines et qui ensuite laissent la place aux autres qui doivent faire leur évolution à leur rythme. Il est très relié au Christ car il a vécu à cette époque et il a fait partie de ceux qui l'ont annoncé et suivi.

Q – Que dois-je faire pour remplir cette mission ?

R – le choix que tu as fait dans cette vie est dans la suite logique de cet amour du Christ. Tes missions se dessinent au fur et à mesure que ta vie avance. Ne cherche pas à savoir à l'avance ce que tu dois faire. Les choses se présentent au bon moment au bon endroit. Sois simplement très attentif aux signes qui sont sur ton chemin.

Une partie de ton chemin consiste à faire confiance dans la vie et dans les êtres. Et à aider ceux pour lesquels il est difficile d'avoir confiance à ressentir les vibrations de bonheur, de joie, de bonté, de générosité, d'amour.

Q – pourquoi mon canal est-il moins opérationnel actuellement ?

R – C'est une impression que tu as : Ton canal jusqu'à présent était encore très relié vers la terre. Actuellement, il s'ouvre de plus en plus vers le haut, mais cela nécessite un passage moins grand dans l'autre sens.

Q – Que dois-je changer au niveau de mes thérapies ?

R – Petit à petit tu vas soigner plus avec les vibrations colorées qui sont enseignées dans d'autres galaxies. Mais il faut que tu sois patient, car lorsqu'on arrive à une certaine facilité dans ce que l'on fait, on a tendance à s'endormir un peu dans la facilité.

Q – Qu'est ce que mon guide peut m'enseigner pour mettre en pratique le travail fait avec Serge ce matin ?

R – Ce que je peux te dire, c'est que tu fais actuellement une grande évolution par le fait que tu t'interroges beaucoup. Tu vas trouver toi-même, car cela fait partie de ton travail de chercher, de trouver, de faire confiance.

Médite, va dans la campagne, aime ce que tu vois, ce que tu entends, ce que tu respires, ainsi tu changes les vibrations de ce qui est autour de toi et c'est par ce changement de vibrations que tout s'élève et toi avec et que les vibrations colorées vont t'apparaître et t'aider à tout modifier. Tu n'es pas assez patient. Tout se mûrit doucement. Et cela fait partie du chemin de la connaissance.

Q – Serge Reiver voudrait savoir si Alphonse et lui se sont rencontrés à l'époque de la mission de Jésus ?

R – Ils se sont plus que rencontrés, il faisait partie de la même famille.

Q – Que puis-je faire pour améliorer ma santé ?

R – Tu n'as pas besoin d'améliorer ta santé. Ton

fonctionnement physique actuel t'allège et t'aide à tourner ton canal vers le haut.

Lorsqu'il y a transformation et que l'être s'allège, les cellules se transforment et il y a forcément des impacts dans le corps physique qui ne sont pas toujours compris si l'on ne comprend pas le processus d'allègement.

Q – Y a-t-il d'autres éléments que tu peux me communiquer ?

R – Oui sache que nous sommes près de toi et essaie de te brancher le plus possible sur la lumière bleue.

Q – Quelle est la relation de travail entre Alphonse, Victoire, Reiver et Annie ?

R – Du temps du Christ, Alphonse et Reiver avaient été missionnés pour s'occuper des êtres en souffrance, ils travaillaient déjà pour soigner, et ils avaient intégrés la lumière guérison diffusée par le Christ.

Victoire à ce moment là faisait encore partie des petits êtres de la forêt et elle soignait avec les plantes, l'eau, l'amour. Ils devaient se rencontrer pour faire une synthèse de toutes leurs connaissances et leurs possibilités.

Annie a travaillé sur Sombrero, elle devait aussi les rencontrer, mais cela pour une autre raison. Elle doit apprendre à ne pas douter, à encourager, à accepter, et ils peuvent tous les 3 l'aider dans ce sens.

Q – Un très grand merci et beaucoup d'amour.

Message du 01-07-2015

Q – Nous voudrions entrer en contact avec le guide de Josette, est-ce possible ?

R – Oui.

Q – Peux-tu nous expliquer la nature difficile de la relation entre Josette et ses deux enfants ?

R – Je m'appelle Andréas, je suis le guide de Josette actuellement.

Josette fait partie d'un groupe d'êtres qui ont vécu en communauté du temps de l'esclavage en Louisiane. La plupart d'entre eux étaient esclaves et ont été vendus séparément et se sont retrouvés dans divers endroits.

Ils étaient très liés et ces séparations les ont amenés à beaucoup de révolte. Et ils s'étaient toujours promis de se retrouver un jour.

Dans le groupe il y avait des êtres sachant manipuler la magie africaine.

Josette a vécu une relation gémellaire avec sa sœur. Elles avaient un maître commun qui les avaient violés toutes les deux et les enfants issus de ces relations ont été également vendus. Le fils actuel de Josette était une jeune fille sensible qui a été sacrifiée au groupe dans des rituels, elle se considérait comme l'enfant des deux sœurs. Le sacrifice que l'on a fait de sa vie n'a jamais été accepté par elle, elle a demandé de l'aide que personne n'a pu lui donné vue les circonstances, et dans sa conscience, il lui reste ce désespoir d'avoir été abandonnée et sacrifiée.

Q – Quels sont les causes des problèmes entre Zoé et sa mère ?

R – Zoé a une relation plus récente avec sa mère. Elle n'était pas dans le groupe des esclaves. Elle faisait partie d'un groupe indien. Il n'y a pas vraiment d'opposition entre Zoé et sa mère, ce n'est pas karmique, c'est une simple question de situation et de circonstances. Zoé est facile à manipuler et à orienter, mais elle aime sa mère et elle reviendra vers elle car il n'y a pas de véritable contentieux entre elles.

Q – D'où vient la relation conflictuelle entre ma sœur et moi ?

R – Vous aviez le même maître et il y avait conflit à cette époque pour l'influence éventuelle que vous auriez pu avoir sur le maître et une forme d'autorité sur le groupe. Pendant une période, l'une a été vendue et l'autre est restée dans le groupe puis l'autre aussi a été vendue.

Q – Pourquoi avons-nous toutes les deux rencontré Patrice mon ex mari ?

R – Non Patrice n'était pas le maître en question, ce dernier a été accablé d'un karma tel qu'il est encore à essayer de survivre dans des corps plus ou moins végétatifs, il avait fait trop de destruction.

Mais Patrice a des vibrations qui se rapprochent de celle de ce maître, sans avoir fait des choses aussi abominables : ce qui importait, ce n'était pas la relation avec le maître ou le mari, mais la concurrence qui existait entre elles deux.

C'est de leur amour mutuel qu'il s'agit, peu importait l'être qui les mettait en conflit.

Josette a su, par l'ampleur de ses qualités d'amour, passer au-dessus de ces conflits, et c'était cela qu'elle devait faire. Le reste ne la regarde plus par rapport à son évolution.

Q – Comment aider mon fils Simon ?

R – Actuellement Simon ne comprend pas lui-même ce qu'il vit, il souffre dans toutes les relations qui se présentent dans sa vie. Le traumatisme a été tellement fort qu'il s'est inscrit dans sa conscience comme une tumeur qui paraît indéracinable.

Dans l'immédiat, Josette n'a pas d'autre moyen pour toucher la conscience de Simon que d'établir des relations subtiles qui iront toucher sa conscience.

Mais un temps viendra où une personne pourra s'approcher de Simon sans déclencher chez lui une souffrance qui le met sans cesse sur le qui-vive, et elle l'aidera à enlever les couches de souffrances et de refus accumulés, jusqu'à ce qu'une lueur lui fasse doucement ouvrir les yeux, mais cela peut prendre plusieurs incarnations. Josette, consciente de la souffrance de son fils qui remonte à des racines anciennes, est maintenant assez forte pour lui donner tout l'amour qu'elle peut dans le subtil, sans aucune condition de retour. Un amour totalement inconditionnel.

Q – Si je ne le vois pas ou ne le contacte pas je ne veux pas qu'il croit que je l'oublie et que je l'abandonne à nouveau et ne pas le contacter me culpabilise.

R – Simon est actuellement dans un état d'esprit qui se rapproche d'un ressenti de harcèlement. Il n'éprouve aucun soulagement lorsque sa mère essaie de prendre contact avec lui, car il se hérisse immédiatement. Tout doit lui être expliqué la nuit dans ses rêves, Josette ne peut passer que par le subtil.

Q – Est-ce que je dois dire à Zoé pourquoi je ne contacte pas Simon ?

R – Il est toujours bon de semer les graines du pardon et de l'amour inconditionnel autour de soi. Oui il faut expliquer à Zoé l'amour que Josette a pour ses enfants. Oui il faut dire, il faut expliquer, il faut ouvrir son cœur, il faut savoir le mettre à nu devant la souffrance de ses enfants, peu importe la réaction. L'amour germera toujours un jour ou l'autre.

Josette se retrouve dans une autre situation de concurrence. Ce n'est plus avec sa sœur mais avec son mari.

R – Laisse faire le temps, il n'aura pas toujours l'influence qu'il a encore actuellement.

Q – Qu'elle est la relation à vivre entre Zoé et son père ?

R – Zoé a vécu dans une autre vie avec son père actuel en tant que concubine, elle doit apprendre à s'en éloigner absolument, elle a fait quelques tentatives, mais elle n'a pas réussi. Il faudra qu'elle recommence jusqu'à ce qu'elle y arrive, le problème est que à son âge Zoé ne peut envisager de s'éloigner que si le père est remplacé par une autre influence masculine, alors qu'elle va devoir trouver la force au fond d'elle-même. Elle seule pourra se détacher. Il ne s'agit pas de ne pas aimer cet être, mais de prendre son autonomie pour pouvoir être enfin elle-même. Se rapprocher de sa mère est une des possibilités qui peut l'aider à prendre du recul.

C'est une conscience encore enfantine, artiste, trop influençable et incapable du fait de son honnêteté foncière de se rendre compte qu'elle est enfermée et qu'il faut qu'elle sorte de sa prison et s'autonomise.

Q – Pourquoi ai-je le sentiment qu'elle s'éloigne de moi ?

R – non il ne s'agit pas de harcèlement pour Zoé. Elle a un problème de santé et son père lui fait croire que seulement si elle fait ce qu'il lui dit va la guérir. Josette devient alors un obstacle à sa guérison. Elle refuse de s'éparpiller dans des avis plus ou moins différents qui risquent de la faire douter.

Q – Qu'elle est la nature du cerveau noir qui était sur la tête de Josette ?

R – Ce n'est pas un cerveau noir, c'est son état de détresse et son ressenti d'incapacité qui créent autour d'elle comme un couvercle qui la bloque, mais à n'importe quel moment, si elle remplace sa souffrance et ses doutes par de l'amour accompagné de joie, d'espoir, de lumière, ce couvercle disparaîtra car il n'est qu'une création liée à son propre état d'être.

La situation de Zoé ne demande qu'un grand nettoyage, car c'est un être d'une grande pureté, elle a besoin de faire confiance, mais cela actuellement va trop dans la faiblesse. Ce qu'elle recherche c'est la sécurité que représente pour un être craintif, un être déterminé et combatif, non accessible à la peur. Il la protège de la peur.

Les deux consciences nées de Josette sont devant leur destin. Ils doivent l'un et l'autre prendre leur autonomie, reconnaître leurs propres forces, et cesser de compter sur la force du père.

Seuls eux-mêmes peuvent faire ce travail, sinon ils resteront seuls et frustrés de l'être.

Josette leur a montré l'exemple, elle aussi était faible et seule la grande souffrance a réussi à la faire sortir de ce cadre qui la sécurisait et aussi était en train de l'abîmer heureusement pas définitivement.

Q – Pourquoi je suis partie en les laissant ?

R – Dans toute vie, il faut faire un choix à un certain moment donné.

Vous êtes trois consciences qui avaient montré de la faiblesse et de la peur. Vous deviez tous les trois vous autonomiser. Tu as été prête un peu avant les deux autres.

Q – actuellement, la question n'est plus à l'abandon mais à l'autonomisation.

Message du 18-08-2015

Q – Bonjour Chéri, c'est maman peut-on communiquer ?

R – Oui.

Q – Le 11 juin Charlène a eu un accident de voiture : voiture à la casse. Heureusement elle n'a rien eu et Lilian n'était pas dans la voiture.

Le 29 juillet Serge a eu un grave accident de la circulation. Cette fois sa voiture n'était pas impliquée puisqu'il était à pied. Mais il a eu de graves blessures.

Le 17 août Charlène a de nouveau un accident de voiture avec la voiture donnée par Patrick. Heureusement elle n'a rien eu elle-même et Lilian n'était pas dans la voiture.

Y a-t-il une explication particulière à cette accumulation d'accidents ?

R – Pour Serge, c'est une implication particulière qui lui a permis d'aider. D'ailleurs, malgré les grosses difficultés auxquelles il a du faire face, il guérit très vite.

Pour Charlène, elle est en mauvais état nerveux, psychologique et émotif, ses défenses sont faibles et elle ressent au fond d'elle une agressivité qui la rend fragile face à des situations de conflits. Ces deux accidents représentent des situations de conflits inconscients. Elle se sent seule face à l'adversité et malgré l'aide d'amitié qu'elle a autour d'elle, elle a besoin de vivre une vraie relation amoureuse. Sa voiture représente l'instrument avec lequel elle veut inconsciemment forcer le destin, arriver à avoir un changement dans sa vie. Malheureusement le but n'est pas atteint car tout cela lui complique la vie sans autre apport dans le sens souhaité. La conjoncture actuelle autour d'elle est assez tumultueuse. Il serait bon qu'elle fasse des exercices d'apaisement, de douceur et d'acceptation de sa vie telle qu'elle se présente pour le moment.

Elle est émettrice d'énergies instables, qui la font rentrer en connexion avec d'autres énergies instables.

Il faut qu'elle prenne conscience que, malgré les difficultés que cela représente, elle doit se pacifier.

Il est toujours bon de renforcer les défenses.

Q – Merci Chéri beaucoup d'Amour.

Message du 04-10-2015

Q – Pourquoi Carole se trouve-t-elle face à 2 consciences qui se ressemblent : Théo et Endy et qu'elle a la sensation de subir ?

R – La ressemblance entre Théo et Endy est moins évidente qu'il y paraît : Il y a de la part d'Endy un phénomène de mimétisme qui est dû à son désir de plaire à son père et en même temps une révolte de n'être pas tout-à-fait lui-même.

Depuis tout petit il a essayé de se calquer sur la personnalité de son père, mais sa propre personnalité se révolte.

Il est nécessaire qu'Endy s'éloigne de son père car il ne pourra que s'enfoncer et dévier de son chemin.

Q – Pourquoi Carole subit-elle cela ?

R – Ce n'est pas cela que Carole subit. C'est son propre caractère et son propre mode de fonctionnement.

Dès le départ, elle a assumé le rôle du dirigeant, Théo et Endy se révoltent, mais ils sont néanmoins sous sa coupe.

Q – Qu'elle est la transformation que Carole doit opérer ?

R – laisser tomber.

Q – Laisser tomber quoi ?

R – Ne plus être celui qui sauve toutes les situations. Si Endy se met dans les difficultés il doit apprendre à s'en sortir.

Actuellement du fait de son impossibilité à se trouver lui-même, il court un grand danger.

Nous sommes là dans une forme de continuité vibratoire héréditaire. Souvenez vous de comment a agi Edouard.

Q – Nous demandons l'aide du guide de Carole ?

Est-ce bien Claude Mathieu de Gardanne qui est là et qu'elle est la signification de sa présence ?

R – Endy était le 2ème enfant de la princesse Héléna. Il a été exécuté sous Nicolas II. Endy n'arrive pas à se retrouver dans cette vie. Il mélange tout.

Q – Que doit comprendre Carole en vivant cela avec Endy ?

R – Elle aide.

Q – Qui était Théo par rapport à Endy dans une vie antérieure ?

R – Son gouverneur. Il était comte et il avait la charge de l'éducation noble des garçons d'Héléna. Il leur apprenait à se battre à l'épée, il leur apprenait l'orgueil de leur rang et de leur noblesse. Il n'était par ailleurs pas très cultivé à part sur les ancêtres.

Q – Pourquoi se sont-ils retrouvé tous les deux ?

R – Ils ont été tués ensemble, dans la folie du moment.

Q – Un très grand merci et beaucoup d'amour.

Message du 04-10-2015

Q – de Noémie

Je n'ai pas poursuivi mes études et je n'ai pas pu acquérir de situation, est-ce que cela faisait partie de mon programme d'incarnation ou est-ce que cela a été une erreur liée à mon libre arbitre.

R – Dans ton programme d'incarnation tu as décidé de travailler sur ton caractère entier, sur tes violences, sur ton état presque permanent de combativité. Peu importait que tu fasses des études ou pas. Cela aurait été mieux pour ta situation au quotidien, mais ce n'était pas le but.

Le but c'était de devenir ce que tu es en train de devenir : une conscience bienveillante, à l'écoute, il fallait que tu comprennes que l'affrontement permanent t'empêchait d'avoir une relation sereine et harmonieuse avec les autres. Tu as encore des progrès à faire car tu es très rapide dans tes réactions, mais ton but tu le connais et tu travailles dans le bons sens.

Les études auraient été un plus qui ne t'était pas imposé mais qui aurait été plus confortable pour toi.

Tes regrets à ce niveau montrent que tu as compris.

Q – Noémie voudrait connaître le nom vibratoire de son guide pour l'appeler ?

R – Je m'appelle pour elle SOUMI, ce qui me permet de vibrer avec elle dans le sens de son but d'incarnation car elle est tout sauf soumise.

Q – Noémie voudrait connaître les relations antérieures qu'elle a eues avec sa fille Lila.

R – Lila, Noémie et Carole faisait partie d'une famille très collet monté et elles étaient toutes les trois très indépendantes et combatives. Elles se soutenaient beaucoup et lors du décès de leurs parents, elles ont fait front ensemble et elles ne se sont pas mariées. Il y avait beaucoup d'amour et de solidarité entre elles.

Q – Qu'est-ce que Lila et Noémie ont à s'apporter mutuellement dans cette incarnation ?

R – Elles doivent vivre en s'aimant mais en comprenant que leur amour ne doit pas être fusionnel. Chacune doit apporter la liberté à l'autre.

La situation des 3 sœurs étaient, en effet, assez contradictoire : très indépendantes vis-à-vis des autres, très fusionnelles entre elles.

Q – De même qu'elles sont les relations antérieures entre Noémie et Domitien ?

R – Domitien est une conscience à part qui a toujours recherché l'harmonie, il y a beaucoup d'amour pur au fond de lui. C'est Domitien qui apprend à sa mère la sagesse de l'amour confiant.

Q – De même pour Marlène ?

R – Marlène et Noémie ont vécu une relation terrible de concurrence dans plusieurs domaines alors qu'elles étaient des hommes toutes les deux. Il y avait beaucoup de jalousie, de désir de surpasser l'autre, et ils se battaient beaucoup. Elles doivent apprendre à se respecter et à accepter que dans l'amour il n'y a pas de concurrence. Plus on aime et plus l'amour est beau. Plus on aime d'autres personnes et plus l'amour grandit.

Q – Est-ce que Noémie et Jared ont des vécus communs ?

R – Ce n'est pas pour rien que Noémie se retrouve dans un pays où la loi de la vengeance était particulièrement développée. Jared a fait plusieurs incarnations là où il est, car sa conscience n'évolue pas très vite. Il a beaucoup de possibilités, mais il a un côté statique. Noémie l'oblige à bouger.

R – Un infini merci et beaucoup d'amour.

Message du 11-10-2015

Q – Nous voudrions entrer en contact avec le guide de Carole. Est-ce possible ?

R – oui.

Q – Pouvons-nous connaître son nom vibratoire ?

R – Raphaella.

Q – Quels sont les liens entre Théo et Carole ?

R – Théo et Carole ont vécu dans une tribu dans laquelle Carole était le chamane. Il était le guérisseur de la tribu et de ce fait très considéré. Théo était son fils auquel Simoun essayait de transmettre ses connaissances.

Q – Cela remontait à quelle époque ?

R – A l'envahissement des territoires indiens.

Q – Est-ce que nous nous sommes rencontrés à l'époque d'Héléna ?

R – Oui mais pas d'une façon proche. Carole faisait partie des soignants qui entouraient le fils de Nicolas II qui était hémophile.

Théo et Endy faisaient partie des familles nobles : ils étaient très imbus de leur noblesse et développaient leur caractère guerrier plutôt que leur culture.

Lors d'un combat, Endy pour se faire bien voir de son gouverneur qui l'a poussé à montrer ses qualités au combat, ce qui l'honorait lui, a été blessé et c'est Carole qui l'a aidé à ne pas succomber à ses blessures.

Q – Pourquoi Carole paraît-elle vouée à suivre ces deux consciences ?

R – C'est un choix d'évolution.

Q – Quel est le lien entre ces êtres là et Serge ?

R – Serge a beaucoup soigné, Carole a beaucoup soigné. C'est un lien vibratoire de connaissances et de compréhension, on pourrait presque dire de corporation.

Q – Un grand merci et beaucoup d'amour.

Message du 18-10-2015

Q – Jessica a aperçu une forme physique dans son sommeil. Elle a eu très peur et s'est mise à hurler par réaction. Elle veut savoir si c'est son fils qui s'est rapproché d'elle et si oui pourquoi ?

R – Non il ne s'agit pas de son fils mais de sa fille décédée. Son fils ayant reçu un très gros choc dans son corps matériel, bien que de nouveau conscient il est encore soigné afin de le rassurer et l'aider à reprendre son équilibre.

Sa fille a eu le temps d'être soignée et d'avoir retrouvé son équilibre. Elle voulait rassurer sa mère pour qu'elle comprenne que son fils est entouré, aimé et soigné et que son chagrin ne l'aide pas mais au contraire le fait souffrir.

Ses deux enfants vivants sur un autre plan lui envoient tout leur amour et reconnaissance pour l'aide et l'amour qu'elle leur a apportés à sa façon dans plusieurs vies où ils ont été en contact.

Jessica il faut maîtriser ton chagrin et aussi ne pas t'affoler si nous essayons de te contacter, sinon nous serons obligés d'arrêter.

Q – Un infini merci et beaucoup d'amour.

Message du 29-11-2015

Q – Pouvons-nous entrer en contact avec le guide de Doriane ?

R – Oui.

Q – Es-tu bien le guide de Doriane ?

R – Non.

Q – Qui es-tu ?

R – Je suis ce que l'on pourrait appeler son âme sœur.

Doriane est insatiable d'amour, car nous avons vécu une relation particulièrement proche et nous n'avions pas besoin de parler pour nous comprendre. Je m'appelle Yago. Nous étions jumeaux et n'avons pas supporté la séparation que la vie nous a imposée. Elle se sent seule et triste, non pas parce que sa relation avec son compagnon n'est pas satisfaisante mais, parce qu'elle a en elle un vide qui la rend triste.

Actuellement, par suite d'un tournant dans sa vie, ce besoin d'une relation fusionnelle remonte au fond d'elle.

Il faut qu'elle prenne conscience qu'il n'y a pas de séparation entre les êtres. Je l'aime, je l'accompagne. J'aime Célestin aussi qui au contact de Doriane apprend à sentir les choses autrement.

Doriane ne sera satisfaite dans son besoin si immense d'amour que lorsqu'elle passera à la notion d'amour inconditionnel et universel. Elle est capable de tellement d'amour.

Q – Que doit faire actuellement Doriane pour se débarrasser de ce mal être ?

R – Ce mal être est là pour lui faire faire une évolution, une prise de conscience sur la valeur des relations humaines et cosmiques ; dès qu'elle aura ressenti qu'il n'y a aucune distance entre elle et les êtres de lumière qui l'accompagnent, ce mal être disparaîtra.

Actuellement elle est encore dans le mouvement de la vie matérielle. Elle a rencontré beaucoup de monde, aidé beaucoup de monde, donné beaucoup d'amour et maintenant qu'elle rencontre moins de monde elle se sent inutile. En fait, cela fait partie de son évolution. Elle n'a plus besoin de contact direct. Elle peut et doit passer à la phase d'amour sans contact. Tout être même s'il est à l'autre bout du monde a besoin de son amour. Elle a beaucoup travaillé pour être capable de cette sorte d'amour. Maintenant, elle doit l'appliquer. Et c'est de cette façon qu'elle rejoindra l'amour inconditionnel qui, enfin, la remplira et comblera son vide.

Elle a des problèmes d'eczéma, de toux, car elle se laisse envahir par la tristesse. Allons Doriane, tu as bien mieux à faire. Ta voie c'est simplement d'aider et d'aimer ou que tu sois et n'importe quel être que ce soit.

Q – Comment Doriane doit-elle s'y prendre sur le plan pratique dans la vie de tous les jours ?

R – Exercer sa patience, apprendre à respirer lorsqu'elle sent qu'elle va devenir excessive.

Avoir un regard différent sur les défauts des êtres et leurs difficultés pour gérer leur vie. Souvent ce sont des peurs et des souffrances qui les amènent à faire des choses totalement folles. Elle sera alors dans l'écoute, la compassion, la compréhension.

Il faut considérer que les êtres sont en évolution. Et au moment où nous les côtoyons, ils en sont là de leur évolution, et ils ne sont pas capables de faire mieux. Même un tueur n'est pas capable de faire mieux à ce moment-là.

Q – Célestin demande comment il peut aider Doriane ?

R – Célestin est actuellement son pilier, il lui donne sa force car il est extrêmement solide et stable. L'amour qu'elle diffuse autour d'elle, lui, il lui donne à elle. Pourquoi ne pas essayer de mieux et plus lui exprimer l'amour qu'il a pour elle. Cela la rassure sur ses propres capacités à être aimer, car elle est toujours dans le doute.

Son enfance pendant laquelle elle n'a pas eu l'amour dont elle était avide, c'était une préparation. Il fallait qu'elle sente à quel point, il était dur de n'être pas aimée et pas comprise. Elle voulait aimer ses parents, elle attendait une forme d'amour qu'ils n'étaient pas capables de lui donner. Elle a eu sur eux une influence importante, car par sa demande consciente et inconsciente, elle a fait passer en eux inconsciemment la notion d'amour : ils n'étaient pas capables de la comprendre et donc ils ne lui exprimaient pas d'amour, elle les énervait, mais il ne faut pas qu'elle croit qu'ils ne l'aimaient pas. Ils voulaient lui apprendre à se durcir face à une vie qu'ils savaient ne pas être faciles. Ils ne savaient pas l'aimer comme elle voulait, mais ils l'aimaient.

Q – Peut-on savoir d'où vient la conscience de Doriane pour essayer de comprendre ses difficultés ?

R – La conscience de Doriane vient de la voie lactée.

D'un certain côté, elle est restée une enfant avide et révoltée. C'est aussi pourquoi elle souffre, car il est toujours très dur de passer de l'enfant à l'adulte.

Q – Mais nous sommes tous dans la voie lactée ?

R – Oui mais les petites consciences enfants naissent dans la voie lactée.

Message du 1er-12-2015

Q – Pouvons-nous communiquer avec Marc ?

R – Oui.

Q – Nadine a fait un « rêve » qui nous paraît surprenant : elle s'est sentie attaquée violemment pendant son sommeil par un tigre en plusieurs fois, mais elle a réussi à le calmer. Il avait des intentions belliqueuses à son égard.

R – Nadine est en train d'évoluer très vite suivant une ligne de non violence alors qu'elle était extrêmement violente et surtout vis-à-vis d'elle-même.

Le tigre représente sa propre violence ancienne du temps où elle n'arrivait pas à la maîtriser. Cette violence du tigre lui a fait ressentir à quel point elle se faisait du mal lorsqu'elle laissait fuser sa violence.

Actuellement, elle a beaucoup évolué et comme tu le dis, elle a réussi à la maîtriser.

Cette attaque du tigre a été là pour lui faire prendre conscience de ses progrès.

Message du 24-05-2016

Peut-on communiquer ?

R – oui

Q – José demande ce qui se passe au niveau de son travail : doit-il essayer de conserver son travail ? ou s'il arrête ce travail est-ce une opportunité pour trouver un autre travail ?

R – La première des choses à se rappeler, c'est que pendant longtemps, disons de nombreuses vies, José a uniquement compté sur sa force physique et sur un corps exceptionnellement résistant.

Il a gardé ce souvenir au fond de lui. Dans cette incarnation, il a reçu un corps normal, en bonne santé mais pas exceptionnellement robuste.

Ceci a une raison : il faut qu'il développe toute la partie intelligence qu'il a toujours eue mais qu'il a laissée un peu de côté au profit de la force physique.

Actuellement, peu importe le travail qu'il fait (pourvu que ce soit honnête).

Ayant moins la possibilité de compter sur une force herculéenne, il est obligé de développer son intelligence.

Il a deux possibilités :

– Ou il étudie et essaie de se faire une situation en comptant plus sur son intelligence.

– Ou il continue en travaillant sa force physique, mais ce ne sera jamais très satisfaisant pour lui parce que c'est ce qu'il doit laisser de côté.

De toute façon, son évolution continue.

Q – José doit-il s'orienter dans une voie scolaire ou une voie professionnelle.

R – professionnelle

Q – dans quel domaine ?

R – s'occuper d'enfants

Q – dans quel domaine au niveau des enfants ?

R – dans l'aide

Q – Pourquoi les enfants ?

R – José est né dans une famille où beaucoup d'enfants ont été maltraités et ont beaucoup soufferts, c'était un choix pour que très tôt il soit conscient de la souffrance des ces êtres.

Son évolution en serait grandement accélérée.

Q – Est-ce karmique ou évolutif ?

R – karmique.

Message du 25-08-2016

Est-il possible de communiquer avec le guide d'Emma ?

R – Oui

Q – Comment s'appelle le guide d'Emma ?

R – Michaël

Q – Emma se sent très mal dans sa vie actuellement, essentiellement à cause de sa relation avec Gaston son mari : est-il possible de clarifier la situation ?

R – Oui

Lorsque Gaston et Emma se sont connus, ils avaient des séquelles importantes de leur enfance et aussi d'une vie antérieure qu'ils ont déjà vécue ensemble.

Emma recherchait un homme de caractère mais qui sache être doux et gentil avec elle. Gaston avait un caractère encore un peu dans l'enfance et il recherchait une personne maternelle et un amour exclusif de mère.

Tous les deux étaient très exclusifs l'un pour l'autre.

Lorsqu'Emma a commencé à s'ouvrir spirituellement et que Gaston a commencé à suivre, ils ont été tous les deux heureux que Gaston arrête son travail de juge car dans le fond d'eux-mêmes ils allaient être plus ensemble et leur demande d'exclusivité mutuelle allait être satisfaite.

Or, ils avaient une étape à franchir qu'ils ont du mal à franchir : couper le cordon ombilical !

L'amour est d'autant plus beau qu'il est bâti sur la confiance et l'estime mutuelle : craindre d'être trompé amène automatiquement une vibration de souffrance qui gâche l'amour et aussi des réactions telles que : je te fais croire que je te trompe pour t'inquiéter et que tu reviennes vers moi et je me mets en colère si j'ai la moindre suspicion concernant ta fidélité ou ton désir de liberté.

La liberté et la confiance ainsi que l'acquisition de l'autonomie permettent de fortifier son être profond et de renforcer son propre pilier intérieur.

Je suis avec toi non pas parce que je dépends de toi de quelque manière que ce soit, mais parce que je choisis d'y être. La relation a alors une qualité et une profondeur magnifiques. (Cela peut aller jusqu'à : si tu as besoin de partir, je l'accepte parce que je t'aime pour toi et plus que moi-même).

Pour en revenir à la vie antérieure qu'ils ont vécue ensemble : c'était à Dachau, ils étaient juifs : elle était sa mère et lui sa fille. Leur relation était fusionnelle et Sarah faisait tout ce qu'il était possible de faire pour protéger son enfant. D'où cette difficulté entre eux, maintenant.

Gaston a encore besoin de cette relation de protection maternelle et Emma besoin de déposer le fardeau d'une responsabilité trop grande. Il y a concurrence entre Gaston et sa fille actuelle par rapport à la mère.

Gaston peut avoir des sautes d'humeur et des violences

qui, de plus, peuvent être dues à ses problèmes intestinaux : vérifier si des difficultés style maladie de Crohn ne risquent pas de se présenter.

En ce qui concerne le fait de vivre ensemble ou de se séparer, le libre arbitre de chacun intervient : leur relation actuelle n'est pas un karma mais une séquelle de souffrances insupportables antérieures qui sont restées inscrites dans leur conscience.

Ils ont encore beaucoup de choses à dépasser.

Q – Un grand merci et beaucoup d'amour.

Message de 14-09-2016

Q – Est-il possible de communiquer avec le guide de Martien ?

R – Oui.

Q – Est-ce qu'il y a quelque chose que je peux faire actuellement pour aider Sylvain dans son chemin de vie ?

R – Je suis le guide de Sylvain. Il vient de se passer quelque chose d'important dans l'évolution de Sylvain. Il s'est connecté à une vibration différente et il est en plein désarroi. Mais il sait que c'est bon pour lui. Il faut qu'il s'habitue à ressentir les choses différemment.

Son option de vie était centrée sur ce que son père l'avait poussé à faire, mais en fait, c'était une façon de continuer l'œuvre de Martine.

Il est relié à elle par les lieux et l'action qu'elle a accomplie pendant des années à l'hôpital. Il n'est pas si loin d'elle qu'elle le croit.

Il est des êtres qui imprègnent de leur être profond les lieux dans lesquels ils vivent ou ils travaillent. Martine fait partie de ceux-là. Elle a mis beaucoup d'amour et de sacrifices durant toutes ces années et cela est resté dans les lieux et la mémoire collective de cette communauté.

Sylvain est authentifié en tant que son fils autant qu'en tant que lui-même dans ces lieux.

Q – Est-ce qu'il est dans son propre chemin de vie en étant dans ces lieux et dans ce travail ?

R – Sylvain doit et devra dans le futur s'occuper d'enfants car dans des vies antérieures, il a refusé de faire face à ses responsabilités. Il y a dans son être profond un nœud qu'il doit dénouer : lorsqu'il a pris une attitude, il est incapable d'en sortir : c'est comme si l'attitude adoptée se cristallisait et en effet il s'emmure tout seul.

Il se présente actuellement dans sa vie une opportunité pour dénouer ce nœud : il ne faut pas qu'il le rate.

L'aide que sa mère peut lui apporter ne peut passer que par le subtil.

La méthode possible est qu'il se projette dans les lieux qu'elle connaît bien et qu'elle l'accompagne comme un 2ème lui-même. Il la sentira et enfin il pourra se reposer et souffler un peu car il est toujours dans un état de tension extrême qui l'épuise et le coupe de lui-même.

Q – Est-ce que je peux savoir de quelle opportunité il s'agit ?

R – Il a été décidé dans le subtil que plusieurs guides se groupent pour lui envoyer de nouvelles vibrations afin d'essayer de faire fondre cette coque qui l'étouffe. Cela se passera la nuit pendant son sommeil, mais là où il est important qu'il ne rate pas, c'est qu'il accepte ces informations et non qu'il les refuse. C'est là que Martine peut agir, car avec son amour et son ressenti maternel, elle aidera à faire fondre la coque et elle aidera Sylvain à accepter.

Martine va créer une réserve d'amour comme une immense bulle et par les multiples fils qui la relient à son fils, la diffusion se fera en permanence.

Q – Sylvain a-t-il déjà ressenti ce que Martine lui envoie ?

R – Très peu pour l'instant car il faut faire fondre cette coque qu'il a fabriquée autour de lui depuis l'enfance pour se protéger contre les souffrances qui lui venaient de son environnement. Mais la défense est devenue un enfermement pour lui et ne peut plus lui servir de défense.

Mais comme c'est une belle conscience, nous avons décidé de l'aider d'une façon plus proche.

Q – La nouvelle photo de Sylvain esquisse un sourire qui fait penser à une détente : est-ce un signe qui peut nous dire que la coque commence à fondre ?

R – Oui.

R – Un immense merci et beaucoup d'amour.

Message du 15-09-2016

Est-ce qu'on peut communiquer ?

R – Oui.

Q – Casimir garde au fond de lui la souffrance de la perte de son fils et dans des conditions d'accident particulièrement douloureuses. Peut-on avoir quelques éclaircissements à ce sujet.

R – François était le fils d'un paysan, ils étaient deux jumeaux et il a été tiré au sort pour partir à la guerre sous Napoléon.

Il était désespéré et persuadé qu'il ne reviendrait pas.

Lors d'une bataille particulièrement sanglante il s'est trouvé dans l'obligation de tuer un soldat face à face. Il a bien vu son visage, sa peur, sa souffrance et il était désespéré d'avoir dû faire cela. C'est alors qu'il a été lui-même tué et il est parti avec la culpabilité de la mort de ce soldat.

L'accident de moto n'est pas du tout un karma mais une acceptation de François de vivre une mort violente pour rentrer en contact avec l'être qu'il a dû tuer, un peu pour se racheter en vivant une souffrance analogue.

Q – Casimir demande à rentrer en contact avec son fils ou avec son guide ?

R – Avec une partie de lui oui car il est réincarné.

Nous pouvons donner à Casimir un aperçu de la suite de la vie de son fils après son accident :

Malgré la violence et la surprise de ce brutal accident, il a très vite retrouvé ses esprits et il avait la volonté absolue de se laver de ce qu'il considérait comme une faute profonde et impardonnable : avoir tué.

Il a tout de suite décidé de venir en aide à tous les êtres concernés par des morts violentes. Il allait les chercher, les soutenait, les aimait. Il est resté en contact avec Casimir par le biais de la terre, car ses anciennes origines paysannes lui avaient fait aimer la terre.

Il est actuellement réincarné en Dominique et vous l'avez rencontré.

Q – A-t-il rencontré Ferdinand lors de sa visite dans les Caraïbes.

R – Oui.

Q – Peut-on avoir plus de précision sur sa réincarnation en Dominique ?

R – Il est actuellement très préoccupé par le sort des enfants de ce pays : il fait partie de médecin sans frontière. On ne peut pas préciser plus.

Q – Les dates ne sont pas conformes ?

Q – Est-il possible qu'il ait fait une réunion en une seule conscience avec son frère jumeau du temps de Napoléon ?

R – Ils étaient déjà si étroitement liés qu'ils avaient la même conscience. La souffrance de l'un était la souffrance de l'autre. Son frère jumeau a accepté de prendre sa part de la culpabilité et ils ont décidé de se réunir pour racheter la souffrance de François.

La jonction dans le corps unique s'est faite après la naissance du jumeau.

Q – Peut-on demander s'il est en contact avec Sylvain ?

R – Ce qui les fait se rejoindre, c'est leur désir d'aider les enfants.

Q – Un infini merci et beaucoup d'amour.

Message du 15-09-2016

Q – Peut-on communiquer ?

R – Oui

Q – Peut-on savoir ce que Casimir et Martine ont à travailler ensemble durant le temps de leur vie commune ?

R – La perte de l'enfant. Casimir a vu partir son enfant et il lui reste un nœud au fond de lui.

Martine a vu s'éloigner son enfant : c'est une perte qui bien que pour Martine n'est pas physique, il y a fracture.

Ces deux coupures avec des êtres particulièrement aimés les ont rapprochées dans le subtil depuis longtemps.

Martine en faisant participer Casimir à son désarroi et à sa souffrance aide Casimir à cicatriser sa propre souffrance car ils travaillent tous les deux dans le même sens : non pas l'oubli mais l'aide et l'amour.

Ce sont des séparations provisoires dans les deux cas même si elles paraissent ne pas se situer sur le même plan.

Q – Casimir et Martine doivent ils développer leurs facultés d'aide et d'amour dans le subtil puisqu'ils ne sont pas en mesure de communiquer physiquement avec les êtres qu'ils veulent aider ?

R – Il y a longtemps que Martine agit ainsi : elle le fait avec les malades en passant par le subtil pour les aider à comprendre et à mieux maîtriser leurs souffrances.

Pour Casimir sa façon d'être proche de la terre et de Gaia lui ouvre un champ d'action dans le subtil dont peu de gens tiennent compte, car on s'imagine que la terre est lourde et essentiellement matérielle alors que lui est déjà en contact avec la 4ème dimension de la terre.

Q – Martine demande ce qu'elle doit faire pour dépasser le doute qu'elle a d'elle-même quand elle a des ressentis subtils ?

R – Martine a vécu dans un pays où la superstition tenait un grand rôle et par son métier essentiellement rationnel elle était amenée à freiner son développement subtil de peur de tomber dans l'erreur.

Q – Comment sortir de ce schéma ?

R – En faisant la différence entre ce que l'on veut et ce que l'on ressent. Pour l'instant elle mélange encore et c'est pour cela qu'elle doute, car dans une réception subtile on ne doit avoir aucune volonté propre.

Il faut qu'elle commence à sortir de son désir de voir son fils l'aimer comme elle veut car cela la bloque par rapport à des ressentis plus neutres.

Q – Casimir demande comment il peut faire fonctionner ses capacités subtiles à travers sa relation d'amour avec la terre. Il ne sait pas s'il doit s'en servir pour les autres et comment ?

R – Casimir devrait savoir depuis longtemps et d'ailleurs il le sait qu'un des buts de la vie de chaque être est d'aider les autres. Quant aux comment :

Casimir a toujours été créatif et original. C'est toujours

important pour les autres et même pour l'humanité que les créateurs chacun à leur niveau donnent le meilleur d'eux-mêmes.

Il aime donner sa production de plantes et les nourritures qui en découlent. Il doit amplifier l'introduction de son amour dans toutes ses actions proches de la terre comme dans les jardins de Findhorm.

Il faut toujours aller vers le plus simple car c'est ce qui est le plus pur : chacun a des capacités qui lui sont personnelles et c'est ce qui fait la richesse de chacun. Donc l'aide est plus simple à apporter grâce au plaisir que l'on éprouve à savoir bien faire et à améliorer ce que l'on sait faire. Il y a de l'amour dans le partage de la joie pour ce que l'on sait bien faire.

Un infini merci et beaucoup d'amour.

Message du 10 octobre 2016

Q – Est-ce qu'on peut communiquer svp ?

R – Oui.

Q – Peut-on parler aux guides d'André et Véronique ?

R – Pour les questions qu'ils vont poser, c'est un guide plus universel qui doit intervenir. Je me présente.
Je m'appelle Isareh je vous écoute.

Q – Est-il exact que nous devons recevoir une somme d'argent pour notre mission terrestre et universelle ?

R – Vous a-ton réellement parler d'argent dans le sens terrestre ?
N'est-ce pas plutôt une notion de richesse dans le sens de l'énergie, de l'amour et de la lumière ?
Les plans terrestres par lesquels il est possible de recevoir de l'argent terrestre tel que vous le suggérez sont actuellement extrêmement bloqués.
Tous les circuits sont fermés car il y a trop de consciences qui nuisent au déblocage de ces circuits : guerre, chefs d'état affamés d'argent et de pouvoir. Même les circuits de jeux sont déroutés.
Vous ne pouvez obtenir ce genre de choses que dans un appel parfaitement pur et totalement désintéressé, mais, ces circuits ne sont pas utilisés que par des consciences pures et

cela nuit à la bonne orientation des dons.

Par ailleurs, il y a autour de vous actuellement une concentration d'énergie qui détourne toute possibilité concernant ce projet.

Tout cela concerne des circuits qui sont essentiellement matériels, c'est l'impulsion qui concerne les plans subtils et il y a une énorme pollution même à ce niveau là en ce moment.

Q – Est-il possible d'aider à la dépollution de ces circuits qui sont à la fois matériels et subtils ?

R – Vous êtes déjà dans un contexte de dépollution, mais vous avez été mis sous cloche lors d'un travail que vous avez fait d'exorcisme.

Q – Est-ce en faisant le rééquilibrage d'une maison ?

R – C'était beaucoup plus qu'un rééquilibrage. Il y avait un puits d'énergies sombres.

Q – Est-ce que nous avons été déséquilibrés suite au travail fait chez M et Mme F.

R – Oui en grande partie, mais vous aviez déjà été fragilisés.

Q – De quelle manière peut-on se libérer de ces miasmes ?

R – Arrêter complètement tout contact quel qu'il soit avec des lieux ou des êtres pollués. Vous pouvez le faire car vous avez suffisamment de ressenti maintenant pour savoir ce qui vous convient.

Faire le pèlerinage de Compostelle ou à défaut aller prier près du torrent et vous rebaptiser dans l'amour divin. Oui.

Vous êtes connectés par certains côtés mais vous avez paralysé votre renaissance vivifiée par l'eau.

Q – Est-ce que c'est une reconnection avec notre couple vibratoire ou une purification individuelle dans cette notion de baptême ou les deux ?

R – Vous savez très bien que Jésus a dit lorsque vous serez plusieurs en mon nom je serai au milieu de vous et on peut ajouter vous aurez ma force, ma lumière, mon amour.

A deux vous êtes beaucoup plus forts.

Q – c'est une information qui a été mal interprétée.

Q – Est-il vrai que nous devons venir vivre dans la région partiellement pour faire un travail avec la confédération ?

R – Mais voyons, vous le faites déjà. La confédération est joignable partout.

Q – Tout notre travail est-il remis en question ?

R – Je vous ai dit que vous étiez partiellement connectés correctement. Il ne s'agit là que d'une pollution dont vous allez vous débarrasser très rapidement.

Il y a plusieurs sortes de pollution.

Vous pouvez et vous devez aider les êtres qui sont en souffrance sur le plan de l'humain : psychologique, émotif, affectif etc.

Ce que vous devez éviter, ce sont les êtres et les lieux investis par des forces négatives qui ne sont pas du plan terrestre.

Q – Un infini merci et beaucoup d'amour.

Message du 03-11-2016

Q – Pouvons-nous avoir une communication avec le guide de Christine ?

R – Oui.

Q – Christine souhaite faire la connaissance de son guide. Est-ce possible ?

R – Oui. Christine a plusieurs êtres qui veillent sur elle.

Tout d'abord dans sa famille sa grand-mère qui l'aimait beaucoup a souhaité rester en contact avec elle et veiller sur elle. Elle l'aide pour ses possibilités au niveau du magnétisme car elle-même avait beaucoup d'intuition et pouvait aider les autres. Elle regrette de ne pas avoir développé cette possibilité et elle aimerait que Christine le fasse.

Il y a ensuite un autre être qu'elle a connu lorsqu'elle vivait du temps de Charles IX. Elle a vécu la Saint-Barthélemy en tant que huguenote et elle a sauvé pas mal d'êtres. Barthélémy est son guide actuel.

Q – Christine voudrait rentrer en contact plus direct avec son guide et d'une façon consciente.

Est-ce possible ?

R – Oui.

Q – De quelle façon Christine peut-elle rentrer en contact avec Barthélémy ?

R – Il suffit qu'elle demande son aide. Il sera là. Mais lorsqu'elle magnétise, elle peut le ressentir par une sensation dans sa main gauche. Il l'aide à soigner.

Q – Christine a besoin d'être rassurée quant à ses possibilités de soulager les autres ?

R – Christine a toujours besoin d'être rassurée pour tout. Oui elle peut aider les autres par magnétisme mais aussi par l'écoute qui est une chose essentielle dans ses contacts avec les êtres qui souffrent.

Q – Comment Christine peut-elle se protéger au moment des soins ?

R – L'entrée de la salle de soins doit être purifiée. Lorsqu'elle arrive sur le seuil, elle perd déjà une partie de ses protections car une partie de ses énergies sont utilisées par d'autres êtres sans qu'elle s'en aperçoive d'où la fatigue.

Le puits doit être fermé car il en sort des énergies néfastes.

Q – Comment Christine peut-elle se protéger dans sa nouvelle maison pour pratiquer ses soins ?

R – Avant même d'installer sa salle de soins, il est nécessaire d'assainir la maison qui, si elle n'est pas néfaste, n'est pas dépourvue d'endroits sombres.

Les moyens classiques sont efficaces : nettoyage par l'encens, le bol tibétain qui sera à employer très régulièrement, prières, bougies, mais aussi travail sur elle-même pour s'entourer de sa protection énergétique, mais il sera absolument nécessaire qu'avant chaque soin elle médite et purifie son mental car elle pourrait être manipulée, car son mental la fragilise. Seule la lumière qu'elle doit invoquer en elle et autour d'elle pourra l'aider à chasser son mental au moins pendant le soin. Elle ne doit pas chercher à analyser mais à ressentir.

Q – Christine demande des nouvelles de sa grand-mère : est-elle heureuse là où elle est ?

R – Oui elle est heureuse. Mais elle a eu des difficultés à accepter son départ car elle attendait une manifestation d'amour.

Elle a décidé de se réincarner car elle souhaite utiliser des énergies masculines. Elle dit à Christine qu'elle l'aime et qu'elles se retrouveront dans une autre vie car elles n'ont pas terminé ce qu'elles devaient vivre ensemble.

Q – Un infini merci et beaucoup d'amour.

Message du 22-11-2016

Q – Peut-on communiquer ?

R – Oui

Q – Suite à la grande émotion éprouvée par Yvon dernièrement, sa voyance et ses capacités pour soigner vont-elles se développer ?

R – Les capacités de Yvon se développent en permanence : plus il les travaille et plus elles se développent. Il est vrai qu'une grande émotion peut aider le canal à s'ouvrir, mais il faut veiller à ce qu'il ne soit pas envahi par des parasites dus à l'émotion.

Q – Julius est-il mon guide principal ?

R – Il n'y a pas de guide principal. Les guides se présentent lorsqu'on leur demande mais de toute façon ils sont toujours présents. Julius s'occupe d'aider Yvon dans son travail et son développement spirituel.

Judeo est plus présent lorsqu'il s'agit de sa vie terrestre et matérielle. Il veille sur lui un peu comme un père sur son enfant.

Q – Yvon doit-il changer quelque chose dans sa façon de procéder dans ses soins ?

R – L'évolution qui se fait dans sa façon de ressentir le

noyau de la personne est en train de se développer. Mais il n'a pas besoin d'essayer de forcer. Tout se fait en fonction de sa propre évolution. Ceci se passe plus sur le plan subtil que sur la méthode utilisée. Petit à petit il n'aura même plus besoin de bouger. Même il resterait immobile devant la personne, le soin s'effectuerait tout de même, car il soigne maintenant avec tout son corps et pas seulement avec ses mains.

Q – Qu'est-ce qu'on utilise lorsque l'on soigne avec tout son corps ?

R – Il y a une transformation au niveau de l'aura du soignant. Il diffuse avec les vibrations qui émanent de partout de son corps et qui utilisent en lui-même les circuits dans les corps subtils. Plus les facultés se développent plus les vibrations lumineuses surgissent du plus profond qui est en fait le plus haut dans les vibrations qui se rapprochent de l'essence divine. C'est de moins en moins un circuit matériel.

Q – Un infini merci et beaucoup d'amour.

Message du 13-04-2017

Q – Est-il possible de communiquer avec la Confédération ?

R – Oui.

Q – Y a-t-il un travail à faire en méditation pour la terre ?

R – Il y a toujours un travail à faire pour la Terre.

Au sujet de l'ADN : nous sommes les enfants de la terre sur le plan matériel grâce à l'ADN.

Sur le plan scientifique, le système de l'ADN fait partie de l'évolution. Mais en fait, l'ADN était détenu par tous les éléments de la terre : l'eau, la terre, l'air, le feu. Et même avant sur le plan subtil tout était déjà en puissance et prêt.

C'est pourquoi, la destruction des éléments détruit les êtres vivants plus sûrement que des ravages d'incendie ou d'inondation ou autres.

Du cœur de la terre, du fond des volcans, du fond des sources, du fond des montagnes, des chaînes ADN s'élèvent et sont offertes à tous les êtres vivants quels qu'ils soient.

Les générations d'êtres qui se succèdent se transmettent les chaines ADN, mais si une conscience décide de naitre dans une lignée mais refuse la chaine ADN de cette lignée, c'est possible et alors elle intègre tout autre chose.

Q – Qu'entend-on par tout autre chose ?

R – Cela se passe sur le plan subtil : Un être humain peut être subtilement créé à base de l'ADN d'un arbre, cela amène l'être à fonctionner avec une conscience proche de la nature : il sera plus lent, plus doux, plus apte à comprendre le fonctionnement des arbres, à suivre leur évolution, à sentir leur puissance. Mais alors il est déphasé par rapport à sa parentèle : un peu le cygne au milieu des canards.

Quelquefois, c'est un phénomène de génération.

Q – Que veut dire « phénomène de génération » ?

R – Comme il y a des êtres qui se retrouvent pour écluser des karmas ou pour évoluer ensemble, il y en a qui décident d'intégrer des vibrations d'un autre règne afin d'en ressentir les besoins, les souffrances, les possibilités, les joies.

Certains êtres peuvent avoir une chaine d'ADN matériel correspondant à sa lignée humaine et être capable d'intégrer les vibrations des chaînes subtiles d'autres règnes qui sont à la disposition de tous.

Q – Avec qui sommes nous en contact ?

R – Merlin.

Q – Pourquoi Merlin intervient-il dans cette communication ?

R – Sur Sombrero, on utilise les vibrations de tous les règnes pour guérir. On soigne les êtres en fonction de leur ADN et nous soignons leur ADN sur le plan subtil avant leur ADN sur le plan matériel car il correspond à l'être profond.

Q – A-t-on un travail à faire pour aider la terre et l'humanité ?

R – Bien sûr. Mais ce n'est plus un travail de méditation

ni même de visualisation. Vous devez plus simplement vous laisser traverser par les divers ADN subtils qui lancent leurs rayons partout et dans toutes les directions, apprendre à les connaître et à les intégrer. C'est ainsi que vous pourrez soigner les êtres qui vous approchent.

Vous savez très bien qu'en soignant les autres vous vous soignez vous-mêmes et en soignant le vivant vous soignez la terre et en soignant la terre vous soignez les vivants car l'ADN est l'origine de toute vie. Il faut retrouver la matrice de la vie, la grande origine.

En agissant ainsi vous faites partie intégrante de l'univers. Vous vous fondez dans la création et vous devenez le tout.

Q – Serge demande s'il va remarcher et s'il va pouvoir se servir de son bras etc.

R – Qu'est-ce qu'il attend pour accueillir l'ADN subtil qui lui correspond.

Pour lui ce n'est par un ADN d'élément, c'est un ADN Cosmique.

Q – Un grand merci et beaucoup d'amour.

Message du 17- 05- 2017

Bonjour est-il possible de communiquer ?

R – Oui.

Q – José voudrait rentrer en contact avec son guide ou les guides qui peuvent l'aider.

R – Oui.

Q – José travaille avec un ami qui est producteur de spectacle. Il aimerait rentrer dans son projet. Y a-t-il possibilité de carrière.

R – José doit prendre conscience que l'on ne perd jamais son temps lorsque l'on fait honnêtement et avec cœur ce qui se présente sur son chemin.

Ce travail présente plusieurs avantages qui ne sont pas à négliger :
– c'est un travail qui lui plaît
– Il apprend à gérer
– Il rencontre des êtres différents qui lui permettent de compléter ses connaissances et d'améliorer ses possibilités en ce qui concerne l'humain.
– Il n'a pas à s'inquiéter de ce qui va se produire dans l'avenir. Ce qui est mis sur son chemin le prépare pour la suite de son évolution.

– Il est destiné à aider, à comprendre et à jouer un rôle principalement auprès des jeunes.

– N'importe où il se trouvera il aura l'occasion de faire ce travail.

S'il n'a pas connaissance pour le moment de ce qu'il doit faire plus tard, c'est parce qu'il doit se centrer sur toutes les expériences qui se présentent sur son chemin.

A travers ce qu'il appelle le flou de son avenir, il apprend à lâcher prise, à développer sa confiance en soi.

Il faut aussi qu'il se rende compte que sa lucidité sur le monde et sur les êtres doit être transcendée. Plus c'est difficile, plus il doit aimer les êtres et les situations même si quelquefois, son raisonnement le mène à être pessimiste.

Il doit à travers tout ce travail acquérir la joie de vivre dans son ressenti profond.

Ainsi dans la position où il se trouvera, c'est ce qu'il diffusera et alors il sera exactement dans son rôle et dans la mission qu'il s'est choisi.

Qu'il aille dans ce projet. Peu importe si c'est pour seulement maintenant ou pour longtemps, ce qui compte c'est le chemin qu'il fait et les connaissances qu'il engrange et dont il se servira dans toutes les situations de sa vie.

Il est travailleur. Et même s'il est obligé de travailler pas forcément d'une façon suivi, il s'en sortira toujours grâce à sa volonté de travail, sa compréhension des choses et des êtres.

En fait il aurait pu être pasteur ou meneur d'hommes ou meneur d'équipe. Son véritable rôle est de murir et de diffuser autour de lui un rayonnement d'amour, de compréhension, de générosité.

Il a été l'enfant de son grand-père dans une autre vie et

ils avaient su développer entre eux une entente et une solidarité qui leur permettait d'agir ensemble dans le sens dont nous parlons.

S'il arrive à augmenter son intuition et tout ce dont nous avons parlé, il pourra agir sur des groupes comme son grand-père actuellement.

Q – José peut-il communiquer avec son guide directement ?

R – José a la possibilité de communiquer avec son guide. Dans l'immédiat il le fait déjà pendant la nuit.

L'incident qui est intervenu au moment de sa gestation en lui abimant en apparence ces facultés de concentration l'aide à entrer en contact avec son guide bien qu'encore inconsciemment, car cela favorise les passages en onde alpha qui est le moment le plus favorable pour les communications.

Son aptitude à se mettre en onde alpha provient en partie du travail qu'il a effectué avec son père qui est actuellement son grand-père et où déjà il pouvait recevoir beaucoup en vibrations et en lumière.

Q – José demande si ses rêves sont porteurs de message ?

R – Il y a plusieurs sortes de rêves :
– les rêves qui découlent des soucis et des stress ou des joies au quotidien
– les rêves porteurs de messages

Pour faire la différence entre les deux :

Les rêves porteurs de messages s'impriment au fond de soi et l'on sait que c'est une réalité et on ne les oublie jamais.

Q – José demande s'il n'a qu'une phase de sommeil ?

De par le fait qu'il est souvent en onde alpha, il a perdu l'automatisme du système sommeil.

José demande s'il est possible de retrouver un sommeil avec toutes ses phases ?

C'est toujours possible, mais il faut savoir que vivre souvent en onde alpha est comme une drogue dont il devient difficile de se passer.

Q – José demande si les caractéristiques astrologiques du scorpion à l'ascendant correspondent bien à sa personnalité.

Il n'y a aucune contradiction à ce qu'il soit scorpion ascendant scorpion ou scorpion ascendant sagittaire. Il est tout simplement en orbe ; c'est-à-dire qu'il a des caractéristiques des deux :

Ex. : il est intuitif et il garde beaucoup au fond de lui les choses importantes qui sont importantes pour lui, exemple il est très sexuel et jamais vraiment amoureux, ceci c'est le scorpion. En même temps, il a besoin de beaux sentiments, il a le sens du parfait même sur le plan sentiment, ce qui est typiquement sagittaire.

Q – José demande si dans une vie antérieure il a connu Clément ?

L'image qui vient : vous êtes tous les deux au bord du Jourdain. Vous avez de grands vêtements blancs et vous allez rentrer dans le fleuve pour être baptisés par Jean-Baptiste. Le lien créé par ce baptême commun restera éternellement entre vos deux âmes.

Un grand merci et beaucoup d'amour.

Message du 24-05-2017

Q – Bonjour Pouvons-nous communiquer avec le guide de Paulette ?

R – Oui.

R – Ismaël. Je suis un des guides de Paulette pour cette vie.

Q – Paulette demande d'où lui vient cette forme de mission d'aide aux autres dans cette vie ?

R – contrairement à ce qu'elle pense, elle n'a pas été égoïste dans d'autres vies, au contraire. Elle appartenait à un ordre religieux qui s'occupait de lépreux. Elle a gardé des contacts vibratoires avec beaucoup d'entre eux. Elle a toujours été pleine d'amour et de bienveillance. Elle a encore besoin de l'ambiance des êtres qui aiment et qui aident car en plus de sa générosité, elle a besoin de se sentir utile et aussi de compter pour quelqu'un.

Q – Quels sont ces contacts vibratoires ?

Déjà elle a des contacts tout-à-fait physiques avec Jérome qu'elle a beaucoup aidé dans une autre vie. Actuellement, ses problèmes sont des séquelles acceptées par lui de sa lèpre.

Q – Pourquoi Jérome a-t-il des séquelles de sa maladie ?

R – Jérome n'a pas accepté sa maladie dans sa vie précédente, c'était un fils de famille noble et il a dû se couper de sa famille et de tous les avantages sociaux de la société à laquelle il appartenait. Aussi était-il devenu dur cruel avec les êtres qui l'entouraient. Paulette qui était alors sœur Marie des Anges l'a aimé, réconforté, a pansé ses plaies. Elle était déjà presque sa maman dans cette autre vie. Ils ont souhaité se re-rencontrer pour continuer cet amour et aussi parce que Jérome avait encore besoin de la douceur et de l'exemple de l'Amour de sa mère.

Q – Paulette demande à quoi correspondent ses ressentis négatifs vis-à-vis de personnes qu'elle rencontre pour la première fois ?

R – Paulette, comme beaucoup de personnes qui ont souffert a développé une sensibilité presque médiumnique concernant l'humain. Chaque être dégage des vibrations qui correspondent à leur nature profonde ou tout simplement à une humeur ou un sentiment ponctuel ; Paulette capte ses réactions et ses ressentis sont la plupart du temps justifiés.

Q – Lorsque l'on pense aux personnes décédées, qu'on leur parle, cela est-il bénéfique pour elles ?

R – Toute expression d'amour est bénéfique pour l'être vers lequel cet amour s'envole, vivants sur terre ou ailleurs.

Tous les êtres sont reliés et chaque pensée de l'un va nourrir un autre qui est en vibration avec eux. Par contre si les pensées sont mauvaises, elles font du mal à tout le monde et surtout à celui qui les émet.

Quel que soit le moment, quel que soit le lieu, l'amour est toujours perçu et fait du bien à l'être qui le reçoit.

Les frères de Patricia ont fait partie de ses enfants

spirituels auxquels elle a donné beaucoup d'amour inconditionnel sans jamais rien attendre en retour. Le bien revient toujours sous forme de bien.

Q – Pourquoi la mère de Paulette : Yvonne a-t-elle choisi une incarnation avec un handicap ?

R – Yvonne était un homme querelleur et combatif, ayant beaucoup d'énergie. Au cours d'une dispute violente avec un camarade, ils se sont battus et Robert est tombé sur le bord d'un trottoir et a eu une hémorragie cérébrale qui lui a enlevé une partie de ses facultés. Yvonne qui s'appelait alors Michel a soudain pris conscience de la gravité de ce que sa violence avait provoqué et dans cette vie, c'est moins pour payer sa faute, car elle a compris et profondément regretté, mais c'est surtout pour vivre de l'intérieur la vie d'un être en souffrance car ayant perdu ses facultés. C'est un signe d'évolution de sa grande conscience. Elle ne sera jamais plus violente. C'est intégré en elle pour l'éternité.

Si l'on pouvait ressentir la souffrance que l'on impose aux autres, qu'elle soit physique, émotive, affective ou autre, plus personne ne serait méchant. C'est pourquoi c'est important de vivre l'épreuve que l'on a imposée aux autres. Quelquefois même, ce sont des êtres qui se destinent à des vies d'aide aux autres qui choisissent d'explorer de l'intérieur les souffrances des êtres qu'ils seront amenés à aider. C'est une sorte de préparation qui leur permettra plus tard d'avoir des ressentis.

Q – Pourquoi Louis a-t-il choisi ce genre de parents ?

R – Louis a été dans une vie précédente un gladiateur romain : c'était un très grand sportif, mais il avait développé une cuirasse autour de lui qui le protégeait de sentiments et de sensibilité. Il fonçait sans se poser de question. Son corps était l'essentiel de sa vie.

C'était un tempérament de vainqueur. Il a fallu qu'il apprenne à devenir plus humble et il a choisi des parents qui ne le comprenaient pas comme lui ne comprenait pas et ne voulait pas comprendre les êtres plus sensibles qui étaient autour de lui.

Il n'a pas rencontré Paulette pour rien, elle tempère son énergie, elle le rend plus sensible à l'amour.

Q – Un grand merci et beaucoup d'amour.

Message du 09-08-2017

Q – Nous est-il possible de communiquer ?

R – Oui

Q – Nous est-il possible d'entrer en communication avec un spécialiste des origines de la vie sur la terre ?

R – Oui

Q – Y a-t-il quelque chose à ajouter sur les microcellules qui ne font pas partie du corps humain et qui le parasite ?

R – En fait, c'est une façon différente de parler des réseaux dont on croit qu'ils parasitent les consciences. La question à poser est plutôt quel est le processus d'intégration de ses cellules ou réseaux ? Quelle en est l'origine ? quels en sont les buts ? et les moyens de s'en libérer.

Q – Quel est le processus d'intégration ?

R – Il faut remonter à la naissance des consciences : le processus est le suivant :

La petite conscience qui démarre son processus de vie et d'évolution remonte à l'origine du processus de vie, ce que tout être souhaite connaître, mais que, pour l'instant il ne vous est pas permis de connaître.

En fait la petite conscience qui s'apprête à naître, peut déjà choisir dans quel règne elle va s'orienter, car l'origine de ce que nous appelons la vie est déjà la connaissance totale de tout. Elle accepte déjà une mission mais le déroulement se fera suivant un schéma qu'elle accepte. Néanmoins, ce n'est pas préétabli ni immuable, c'est choisi et accepté.

Comment ces réseaux peuvent ils s'infiltrer dans ces consciences ?

Il faut savoir que dans tous les systèmes actuellement existants, et comme vous le savez, il y a des spécificités. Les réseaux font partie de la terre car la vibration de la terre étant la paix, ils apportent la guerre.

La « contamination » se fait progressivement au fur et à mesure des incarnations, mais il n'y a aucune notion de punition, mais seulement de connaissance.

Les réseaux sont organisés en fonction de la spécificité vibratoire du lieu d'accueil de l'être.

Ils n'existent pas pour empêcher l'évolution mais pour renforcer la résistance et que la force s'épanouisse avec la lumière.

Aucune conscience n'est destinée à la destruction car elle émane de la vie.

L'intégration est automatique.

L'origine provient aussi de la vie.

Q – Comment s'en débarrasser ?

R – Il ne s'agit pas de s'en débarrasser, mais d'entrer en amour avec et ainsi on évolue ensemble.

Il ne s'agit pas non plus de s'en libérer, mais d'arriver à une unité au fond de soi qui fait qu'il n'y a plus de lutte ni de combat mais de l'acceptation par l'amour.

Le réseau prend conscience vers quoi il doit s'orienter et ce qu'il doit devenir et la conscience de l'être s'enrichit de la connaissance de ce qui fait souffrir, de la souffrance elle-même et de l'extraordinaire beauté de la transformation de l'autre.

Le but de la vie c'est d'obtenir des êtres complets.

L'entière conscience sera ramenée à la vie qui pourra créer d'autres mondes à l'infini.

Q – A l'origine de la vie les possibilités de création étaient-elles limitées ?

R – Oui et elles se développent continuellement.

Q – Un grand merci et beaucoup d'amour.

Message du 24-08-2018

Q – Bonjour

Me serait-il possible d'avoir une communication avec le guide de Sév ?

R – Oui

Q – Est-il possible de connaître son nom ?

R – Oui – Nous sommes plusieurs guides, mais je suis un peu plus proche d'elle. Je m'appelle Suffrein.

Q – Sév a des difficultés pour comprendre et gérer sa vie, elle souhaite, si c'est possible comprendre pourquoi elle vit ce qu'elle vit actuellement ?

R – Dans le choix d'un chemin de vie, il ne peut pas y avoir d'erreur. Néanmoins il peut y avoir des choix plus ou moins judicieux ou plus ou moins adaptés aux possibilités de l'être et à son niveau d'évolution dans telle ou telle incarnation.

Dans son incarnation actuelle Sév était face à deux choix : un choix karmique lié à ses relations avec sa fille et à son état de santé personnel, un choix évolutif lié à ses relations avec ses parents et également son état de santé.

Elle pouvait choisir de traiter les deux choix

séparément. Elle a choisi de les traiter en même temps. C'est beaucoup plus difficile. C'est pourquoi elle a l'impression de ne rien comprendre et d'être complètement perdue.

En ce qui concerne sa fille, Sév qui s'appelait alors Mathias, a eu précédemment une vie très dissolue. Sa fille actuelle était sa mère qui a usé sa vie à essayer de l'aider, de la protéger et de la sortir de son alcoolisme et autres drogues et de ses mauvaises fréquentations. Elles ont souhaité se revoir dans cette vie, mais cette petite fille, dans son inconscient, essaie de ne pas être trop proche de Sév actuellement, réflexe d'une vie antérieure pour se protéger. Cela se traduit par un grand amour pour sa mère, mais par ses vibrations elle recherche des situations d'éloignement ou de séparation, ce qui correspondrait pour elle à une libération de souffrances intolérables antérieures.

L'enfant a besoin d'être rassurée, de se sentir déchargée de toute responsabilité vis-à-vis de sa mère actuelle, mais ses souffrances antérieures et ses angoisses étaient telles qu'elle en a gardé des traces inconscientes. Si elle vivait seule avec sa mère n'aurait-elle pas trop de soucis, de charges et de responsabilités de nouveau ?

En ce qui concerne ses parents, ce sont deux de ses mauvaises fréquentations de sa vie antérieure qui sont venus pour évoluer. Les liens qui avaient été créés dans l'autre vie étaient très forts, mais très violents. Ils se battaient et s'insultaient beaucoup sous l'emprise de l'alcool. L'un des deux (sa mère actuelle) en est mort.

L'apaisement entre ces êtres est difficile car leur violence a durement imprégné leur conscience. Lorsqu'une personne est sous l'empire de l'alcool ou de drogues, l'être n'est plus complètement dans son corps. S'il y a violence ou autres sensations très vives, le filtre du corps n'existe plus et l'imprégnation de cette violence s'imprime encore plus profondément dans les corps subtils donc plus difficile à éliminer. Ce que le corps physique perd en ressenti va être reçu de plein fouet par les corps subtils.

Sév a rapporté de cette vie antérieure des séquelles de santé dans son corps qui sont difficilement compréhensibles par la médecine car elles sont situées sur le plan subtil de son être. Il y a sans arrêt des propositions de guérison, il faut que Sév arrive à se déconnecter de la zone subtile atteinte par ses séquelles de santé, ou plutôt qu'elle arrive à effacer ces empreintes profondément incrustées dans sa conscience et qui se retrouvent dans la matière.

Pour ce faire, il est bon que déjà elle prenne conscience de tout ce qui a été dit précédemment, qu'elle médite, qu'elle se pardonne les souffrances qu'elle a infligées aux autres, et qu'elle pardonne aux êtres qui l'entourent les souffrances qu'elle subit. Par son attitude de pardon et d'amour, elle adoucira sa souffrance et celle des autres.

Pour la partie matérielle de sa vie actuelle, c'est un prolongement du gaspillage de vie qu'elle a fait avant. A cette époque là, elle ne supportait aucune contrainte et vivait souvent dans la rue. Elle aura des difficultés pour avoir une maison, disons un abri car elle a toujours refusé d'en avoir et son désir actuel est encore imprégné de ses refus d'avant cette incarnation.

Qu'elle sache que nous sommes près d'elle et avec elle. Nous ne pouvons agir à sa place, mais nous lui donnons tout notre amour. Elle n'est ni seule ni abandonnée.

Q – Un grand merci et beaucoup d'amour.

Message du 10/04/2015

Demande de Josée pour Guillaume qui s'est suicidé en se tirant une balle dans la tête

Q – Josée demande si elle peut avoir une communication avec le guide de Guillaume ?

R – Oui

Q – Qu'elles sont les circonstances de la vie de Guillaume qui l'ont poussé à interrompre brutalement et si violemment son incarnation ?

R – Guillaume s'était déjà suicidé dans une vie précédente.

Il s'appelait alors Pierre. Il vivait au bord de la mer. Il était heureux jusqu'à ce qu'une déception amoureuse le mette en grande difficulté.

Q – Qu'avait-il à comprendre dans cette incarnation ?

R – Josée son épouse dans cette vie était alors sa mère. Elle a tellement souffert de son suicide qu'il était convenu, que dans cette vie, elle l'aimerait suffisamment pour lui faire oublier sa souffrance de la vie précédente. Lui devait accepter de vivre son incarnation jusqu'au bout.

Lors de son précédent suicide, il s'est jeté d'une falaise : tout son corps a été disloqué : d'où ses faiblesses et énormes souffrances corporelles dans cette vie, lesquelles étaient impossibles à déceler par la médecine, car il n'y avait pas de trace visible de ses souffrances dans son nouveau corps matériel. Josée n'a rien à se reprocher.

Q – Pourquoi dans cette incarnation a-t-il eu un père violent ?

R – Avant son précédent suicide, suite à sa déception, il était devenu violent surtout contre lui-même. Il devait apprendre que la violence ne peut pas apporter d'apaisement ni pour les autres ni pour lui.

Il est près de moi et il souhaite s'exprimer.

> – Josée ne pleure plus, je t'aime et je t'ai beaucoup aimée même lorsque j'étais violent. J'ai encore besoin de ton amour pour m'aider à me récupérer et surtout de ton pardon et celui de nos enfants.

PARDONNEZ MOI, PARDONNEZ MOI

J'ai eu beaucoup de difficultés après mon suicide pour comprendre ce que j'avais fait et arriver à retrouver un peu de ma conscience. Je commence, aidé par mon guide, à sortir de cet enfer.

Oui je suis encore là près de vous, mais votre souffrance m'est insupportable. Ici je peux créer un environnement paisible, mais pas tant que vous serez dans une si grande souffrance.

Q – Guillaume serait-il possible que tu nous envoies de l'aide, car Jean, ton fils, est très en colère. C'est peut-être sa façon à lui d'écluser sa profonde souffrance.

R – Je m'y efforce, mais je ne suis pas encore assez en paix pour être efficace. Je vais demander de l'aide à des êtres qui sont là pour aider : c'est ce qu'ils ont choisi de faire après leur désincarnation.

Un grand merci et beaucoup d'amour

Divers

Message du 11-04-2015

Les petits gris

Q – Sommes-nous en communication avec Oriane ?

R – Oui.

Q – Je voudrai revenir sur les petits gris qui agissent dans la bulle temporelle mentale dont nous avons parlé antérieurement. Des personnes affirment avoir vu et rencontré des êtres assimilés à des petits gris, matériellement avec leurs yeux et même en plein jour. Sont-ils les mêmes et comment les petits gris peuvent-ils se recadrer sur un plan matériel ?

R – Il y a les petits gris qui correspondent aux chercheurs et qui, en fait, sont des masques, des façons pour eux de se présenter, et il y a ce qui se trouve dans le ressenti et l'imagination de certaines personnes qui sont particulièrement attirées par ce qui leur paraît un phénomène extraordinaire.

Bien sûr, c'est assez « magique » au sens de la terre que des êtres puissent agir comme ils agissent, mais en fait, ce monde est un monde intermédiaire. Il ne s'agit pas de recadrage. En fait, ils ont réussi à utiliser des passages qui sont des voies comme par exemple les passages entre Vénus et le Mont Ventoux. Ils ont su en fabriquer aussi. Ils ont appris à faire des passages et à les utiliser.

D'où vient cette deuxième catégorie de petits gris ?

R – Il n'y a pas de 2ème catégorie.

Ce sont les mêmes

Q – Cela veut-il dire qu'ils peuvent se matérialiser ?

R – Ils ont appris à utiliser les passages « subtil-matière ».

Q – Qu'elles sont leurs intentions lorsqu'ils se matérialisent ainsi.

Nous avons vue dans une précédente communication que le but de leur recherche, c'est de conserver les avantages du subtil tout en pouvant ressentir ce qui est possible de ressentir dans la matière et qu'ils ne peuvent plus ressentir dans le subtil, c'est pourquoi ils sont restés dans un monde intermédiaire. Leur mental refuse de quitter totalement la matière alors qu'il n'est pas possible d'être à la fois dans les 2 mondes.

Q – Nos frères nous ont expliqué un jour que des êtres venant de l'espace ont atterri pour effectuer des recherches tout simplement et qu'ils n'étaient pas dangereux mais neutres. Ils faisaient leurs recherches et repartaient tout simplement.

R – Reiver, tu confonds les petits gris et les êtres missionnés.

Les petits gris sont dans un monde intermédiaire à l'intérieur du périmètre de sécurité de la terre. Les frères venaient de l'espace et pouvaient passer parce qu'ils étaient reconnus non dangereux.

Q – Je parle de ceux qui venant de l'espace avaient la même apparence que les petits gris.

Ceux qui ont l'apparence des petits gris sont encore dans la sphère terrestre. Les autres ne se présentent pas comme des petits gris.

Autre sujet : les orbes

Q – Lors d'un contact précédent tu as dit que la matière minérale commençait à migrer vers le subtil à travers les orbes. Cette migration va-t-elle vers la dimension 4

Tout est lié. Tout s'allège. Le minéral change de structure. Pour l'instant, ce n'est pas vraiment la dimension 4, mais plus tard oui tout ira dans la dimension 4.

J'avais cru comprendre lors de nos contacts à l'époque où tu étais incarnée, que la dimension matérielle de la terre devait s'alléger mais rester matérielle. La terre matérielle ne va pas disparaître ?

R – A long terme si. C'est comme un corps qui s'amenuise. Il se passera un phénomène comme lorsque des humains prennent feu et disparaissent.

Q – Fais tu allusion au moment où le soleil deviendra une géante rouge ?

R – Oui, mais il n'y aura pas de dégâts car tout aura déjà migré.

Autre sujet : Les auto-combustions de personnes actuellement, que peux tu nous dire sur le processus et les causes.

R – Certains de ces phénomènes font partie des recherches effectuées par les « petits gris ». Ils n'enlèvent pas la vie, ils profitent simplement d'un moment où ces personnes ont des corps qui sont prêts, soit qu'ils aient pris des produits qui dessèchent particulièrement leurs cellules, soit que par une anomalie qui existe déjà dans leur corps, la déshydratation est telle qu'il suffit de peu de choses pour les faire « s'auto-combuster ».

C'est pour les petits gris une expérience extraordinaire car ces personnes passent brutalement du matériel au physique.

Q – Comment se fait-il que les êtres qui sont entrés en auto combustion gardent des membres intacts et avec des vêtements ?

R – C'est comme pour les fœtus qui sont physiques en partie et qui naissent avec des anomalies dans les corps matériels. Il y a des ratées.

Q – D'où peuvent provenir les cendres qui restent à l'emplacement des corps de ces personnes ?

Des résidus suite aux ratées.

As-tu quelque chose de particulier à nous préciser sur notre travail actuellement avec Annie et moi-même.

R – Nous sommes très contents que vous puissiez aider les êtres en souffrance suite aux décès de personnes qu'ils aiment. Lorsque vous travaillez, vous avez toujours des guides qui restent autour de vous. Annie a surtout travaillé dans sa vie la psychologie et l'analyse des sentiments humains. Cela lui sert maintenant.

Continuez, vous allez affiner vos perceptions et votre travail sera de plus en plus bon.

Q – Un grand merci à toi. Nous restons en contact.

Message du 21-03-2015

Les orbes

Sommes-nous en communication ?

R – Oui.

Q – Sur de nombreuses photos il apparaît des bulles de lumière que les gens appellent orbes. Peux-tu nous dire à quoi cela correspond ?

R – Comme vous le savez, la terre est en train de changer de dimensions. Tous les éléments dont elle est composée vont donc changer de dimensions également.

Tout a une conscience plus ou moins éveillée, plus ou moins active.

Ces bulles sont les prémisses de la transformation de certains minéraux qui commencent à passer du minéral matériel au minéral physique.

Q – Pourquoi se présentent-ils sous la forme de ces bulles lumineuses ?

R – les éléments minéraux n'ont pas la même consistance, ni forcément la même conscience. De plus tous les bouleversements qu'ils ont subis depuis des millénaires les ont transformés. Le minéral dense s'allège, mais cela se fait petit à petit, et ces bulles sont des parties qui s'échappent doucement dans une vibration lumière. Pour l'instant, il faut que la masse dense de la terre ne s'allège pas vite, car tous les êtres qui l'habitent ont besoin d'un support solide.

Q – Est-ce que ce phénomène commence à concerner le règne végétal ?

R – bien sûr, mais les pollutions dues aux accidents nucléaires et autres ont énormément perturbées le règne végétal ainsi que les êtres qui s'occupent de ce règne.

Q – Pourquoi ce phénomène se présente-t-il sous la forme de sphère et non pas d'ondes ?

C'est une forme logique, lorsqu'on voit dans certaines régions du globe bouillonner des bulles d'eau chaude qui viennent crever à la surface de l'eau, ce sont des formes rondes.

Q – ce sont bien des vibrations que l'on observe ?

R – C'est une transformation, comme si des particules de matières, se glissaient en dehors. Des formes légères s'arrondissent en sortant et se développent plus ou moins. Les bulles sont plus grosses si de nombreuses particules s'allègent en même temps.

Q – Pourquoi les bulles apparaissent uniquement sur des photos sans qu'on puisse les voir avec nos yeux ?

R – Mais c'est comme les fœtus uniquement physiques. On peut les voir avec des appareils, mais lorsqu'ils sortent on ne les voit plus.

Q – Ou vont ces énergies qui proviennent des minéraux matériels ?

R – Ils restent attachés à la terre dont ils sont issus et

lorsque tout aura réussi à se transformer, la terre physique dans son ensemble migrera dans les dimensions supérieures.

Q – Pourquoi les bulles ont-elles des diamètres et des consistances différents.

R – Pas des consistances différentes, ce sont les molécules matérielles qui ont des consistances différentes. Les diamètres des bulles sont plus ou moins grands selon que beaucoup de molécules s'allègent en même temps ou seulement quelques unes ou même une seule à la fois. Tout est possible.

Q – En ce qui concerne le végétal, je pensais que des petits êtres tels les gnomes ou lutins ou autres étaient préposés à l'entretenir, les consciences végétales et les consciences de ces petits êtres sont-elles liées, séparées, fondues entre elles, les corps de ces petits êtres sont-ils en risques de désintégration suite aux pollutions émises par l'homme et ses expériences malencontreuses ? Autrement dit, ce qui est physique et non matériel peut-il être atteint par les pollutions matérielles ?

R – Oui ils peuvent être atteints, car les petits êtres qui soignent le végétal, se nourrissent des vibrations des végétaux, de leurs parfums, de leur lumière comme vous vous nourrissez du corps matériels des végétaux.

Les consciences sont séparées, mais étroitement dépendantes les unes des autres, comme nous sommes dépendants de la qualité des végétaux que nous mangeons, s'ils sont empoisonnés, nous tombons malade. Si la lumière, les vibrations, les parfums des végétaux sont empoisonnés, les petits gardiens des végétaux tombent malades.

Dans tout l'univers, du plus lourd au plus léger, le processus est le même. Comme le papillon sort de sa chrysalide, le physique sort du matériel, le subtil sort du physique, la lumière sort du subtil et devient de plus en plus vivante au fur et à mesure qu'elle s'allège.

Message d'Oriane du 31-05-2015

Bugarach

Q – Est-ce bien Oriane qui est en communication ?

R – Non

Q – Qui est en communication ?

R – Actuellement, Oriane travaille avec un groupe qui a pour mission de faire pénétrer de hautes notions spirituelles dans un monde terrestre qui est en grandes difficultés. Elle s'est rapprochée de la matière pendant quelques temps, car elle a accepté d'agir sur certains êtres haut placés qui mènent le monde au fond du gouffre.

Est-ce que je peux répondre à vos questions ?

Q – Nous te remercions d'accepter le contact.

Sur quel plan agis-tu ? Es-tu en relation avec la Confédération Intergalactique ?

R – Agartha.

Q – Dans quel secteur de l'organisation planétaire humaine agis-tu ?

R – J'ai été longtemps relié à Vénus et au Mont Ventoux, Je suis encore dans ce contexte d'apaisement et d'harmonie.

Q – Il existe dans le Sud de la France près de la Montagne Pyrénées, un endroit appelé Bugarach. Beaucoup de gens ressente la présence d'extra-terrestres et pensent que cet endroit a un rôle particulier. Peux-tu nous expliquer ce qu'il en est ?

R – Bugarach est relié à la planète Saturne, cette planète est dirigée par des Maîtres qui tissent autour de ce lieu une protection et envoie une sagesse et une possibilité de raisonnement et de réflexions qui, s'ils sont perçus par les êtres attirés par ce lieu, aident à changer la vibration de peur en vibration d'espoir et tournent les esprits vers une meilleure compréhension des choses et les initient à filtrer l'intelligence et la raison contre la folie et la déraison. C'est pourquoi, les êtres se sentent plus en sécurité dans ce lieu, car leur vision des choses est nettoyé des miasmes de la peur et de l'incompréhension qui les envahissent et les paniquent.

De plus, sur le plan tellurique, ce lieu est très bénéfique, car le sous-sol est occupé depuis très longtemps par des êtres bienfaisants et pacifiques.

Q – Qu'entends-tu par « occupé dans le sous-sol » ?

R – Sur un plan décalé, il reste des êtres dans le style des elfes qui ont gardé une grande luminosité et une grande bonté. Ils ont refusé de quitter la terre, car dans des temps très lointains, ils ont été refoulé par la violence des guerres inter tribales et ils avaient juré de rester pour accomplir ce qu'ils n'avaient pas pu faire, c'est-à-dire préparer un monde plus juste et plus heureux car alors, ils étaient des dirigeants éclairés mais non compris. C'est un choix qu'ils respectent toujours. Mais cela n'entravent pas leur évolution, car ils œuvrent toujours dans le sens de la paix, de l'amour, de l'harmonie.

Q – Si je comprends bien, ce sont des êtres qui étaient incarnés dans la matière et qui se sont décalés sur un plan parallèle ?

R – Oui tout-à-fait ça. Mais en plus, ils ont réussi à conserver un passage entre les plans parallèles et la matière, ce qui leur permet d'agir d'une façon plus présente.

Q – C'est donc par ce passage qu'ils peuvent être ressentis par les gens incarnés qui vont dans ce lieu ?

R – Oui et souvent les incarnés ont l'impression qu'ils leur arrivent un miracle ou des ressentis merveilleux et tout-à-fait inhabituels, comme si leur sensibilité était décuplée.

Q – C'est aussi par ce passage que ces êtres là peuvent continuer leur système d'évolution ?

R – Oui, ils évoluent de cette façon, mais aussi pour certains, il existe un autre passage pour monter dans les plans subtils où ils se régénèrent et sont en contact avec des enseignants cosmiques. C'est un monde très intéressant et efficace, car ils ont vécu de terribles souffrances, ils connaissent très bien le lieu, ils sont intégrés à ses vibrations, et ils ont un amour très profond. C'est pourquoi ils sont restés attachés à cet endroit.

Ils existent beaucoup de lieux dans l'univers où des êtres ont accepté et même demandé ce genre de mission.

Q – As-tu autre chose à nous dire sur ce lieu qui peut nous intéresser ?

R – Pas pour l'instant, par contre, Oriane a senti la demande de Serge et elle souhaite entrer en contact avec lui.

Beaucoup de remerciements et d'amour.

Q – Oriane nous sommes à l'écoute.

R – Oui, je suis heureuse de pouvoir entrer en vibrations avec vous. Je vous envoie beaucoup d'amour.

Je me suis rapprochée de la matière, mais c'est un travail difficile, car j'ai parfois l'impression de m'étouffer. Heureusement, je peux aussi m'éloigner et reprendre souffle.

Serge, je suis auprès de toi autant qu'il m'est possible. Tu as fait du bon travail, reprends le plus possible des forces, car il y a du travail qui t'attend qui te demandera beaucoup d'amour, de présence et de force.

Q – Je te remercie pour ta présence. Est-ce qu'il est bon pour Annie d'utiliser son canal pour mettre en contact des êtres incarnés avec leurs guides ou effectuer des contacts comme maintenant ?

R – Il n'y a aucune raison pour qu'Annie ne développe pas son canal, au contraire, car ainsi elle va aller progressivement vers une meilleure acceptation des choses, est elle n'est déjà plus aussi rigide dans ses colères et ses refus, petit à petit, malgré ce qu'elle dit, c'est beaucoup moins profond. C'est comme de la boue qui remonte à la surface et s'élimine, mais dessous, l'eau est cristalline.

Pas de souci tout commence à s'arranger. L'évolution est en marche.

Q – En quoi puis-je me préparer pour mon action future dont tu viens de me parler.

R – Tu te prépares déjà depuis plusieurs incarnations, tu vas avoir contact avec des êtres fermés, difficiles et même redoutables et ta patience, que tu apprends d'ailleurs à développer va être mise à rude épreuve.

Tu as beaucoup de connaissances, de sagesse et d'amour ; de connaissance des êtres, ce qui va énormément te servir, mais tu devras avoir beaucoup de recul car il reste au fond de toi le désir d'être aimé et reconnu, et en l'occurrence, tu auras très souvent l'impression d'être dans une grande solitude et de n'être ni aimé ni reconnu.

Dans cette vie déjà, tu as été rejeté et méconnu, c'était une forme de test entre autre chose. Mais dans le monde des suicidés et des criminels, tu vas avancer dans ce que tu croiras être un tunnel très sombre. Mais pas de problème, la lumière est au bout du tunnel, et tu seras accompagné par beaucoup d'êtres auquel tu auras redonné l'espoir et qui grâce en partie à ton aide auront retrouvé leur chemin.

Q – Il s'agit bien de mon action dans cette présente incarnation ?

R – Dans cette présente incarnation, ton action est encore dans le subtil.

Q – je ne comprends pas, peux-tu développer ?

(Sans réponse)

Merci et beaucoup d'amour.

......

Pardon, je m'appelle Guillaume, Annie a reçu mon épouse après mon suicide.

J'essaie d'entrer en contact avec elle.

J'ai besoin d'aide, et je passe par vous, car le passage a déjà été utilisé et c'est plus facile.

Je vous demande de m'aider dans ma souffrance, car je n'arrive pas à y voir clair.

R – Une façon de rattraper ton erreur est de rester présent le plus possible auprès de ta femme et de tes enfants pour t'occuper d'eux et les soutenir et les protéger.

Il est nécessaire pour toi de rechercher la lumière pour te rapprocher de ton guide qui pourra te prendre en charge et t'aider toi-même. C'est la première chose à réaliser dans la situation présente.

Q – Nous t'envoyons beaucoup d'amour.

Message du 18-05-2018

Le suicide

Q – Bonjour, est-il possible de communiquer avec Marc ?

R – Oui.

Q – Beaucoup de personnes se posent des questions sur ce qui se passe après la mort causée par un suicide, ainsi que ce que l'on doit penser concernant l'euthanasie qui pourrait être considérée comme une forme de suicide ?

R – Le suicide a toujours été réprouvé et interdit dans toutes les religions et philosophies : Il est considéré comme une faute envers la Vie.

En fait, il est une faute vis-à-vis de la matière : Le corps est une émanation de la Vie, la Vie au sens noble du terme. La terre Gaïa nous offre sa vie à travers les corps qu'elle permet de se développer sur elle. Ces corps sont investis de sa vibration et de son amour. De plus ils ont été choisis par la conscience de l'être qui s'incarne. C'est un accord, un échange d'amour entre Gaia et l'être qui désire s'incarner, en accord avec les guides de lumière.

Si l'on détruit ce corps, il y a un déséquilibre qui se fait en Gaia qui a programmé la durée de vie de ce corps dans sa matière, mais aussi dans la conscience de l'être qui a interrompu son programme.

Donc, la conscience devra réparer tous les dégâts causés par le suicide qui est une fuite devant les propositions de travail qui pour la plupart ont été choisis avant incarnation.

Néanmoins, il faut considérer d'autres facteurs :

Lorsque l'être est en fin de vie, c'est-à-dire qu'il a accompli le programme choisi, Gaia considère qu'une trop grande souffrance n'apporte plus rien, ni à sa matière ni à la conscience de l'être. En conséquence, il y a un choix possible.

Mais ce que personne ne fait, c'est qu'il faut demander la permission à Gaia d'accomplir ce geste car le but n'est pas de la blesser, mais de sortir d'une souffrance insupportable. Gaia nous aime et ne souhaite pas que nous soyons submergés de souffrances dans sa matière.

Ceci concerne les souffrances dans la matière, mais pour ce qui est des souffrances autres, qui ne sont pas dans la matière si elles se prolongent forcément dans la matière, elles sont généralement là pour nous pousser vers une évolution, et ces souffrances là, nous les avions acceptées avant incarnation. Là, la faute est beaucoup plus grave, car l'être est loin de sa fin de vie et donc son programme est loin d'être accompli. Il sera alors obligé de recommencer dans une autre vie et dans des conditions similaires ou plus difficiles. Ce n'est pas une punition, c'est un rééquilibrage. Gaia et nos parents vibratoires, guides etc. souffrent avec nous de nos souffrances et surtout de notre décision d'arrêter avant l'heure : c'est comme pour les parents terrestres dont les enfants refusent de continuer leurs études ou autres voies fastes pour eux même si cela demande des efforts, pour aller vers une dépréciation de leur vie : style drogue etc… Ils aiment leurs enfants, ils les soutiennent et essaient de les aider à sortir des problèmes comme le font

Gaia et nos guides, mais ils sont obligés de respecter le libre arbitre de leur enfant ou leur incapacité à remonter la pente dangereuse. Il faut donc nuancer en ce qui concerne les conséquences.

C'est un peu comme dans certaines tribus où l'on demandait à l'animal de faire don de sa vie pour nourrir d'autres êtres. Il y avait une notion d'amour, d'échange de lumière entre l'animal et le chasseur qui ne tuait pas pour le plaisir de tuer ou pour des trophées, mais uniquement et avec parcimonie pour nourrir sa famille et il savait remercier. Maintenant il n'y a plus que gaspillage et non respect de l'animal et donc aucun respect pour Gaia. Plus question de don ou d'amour. On considère l'animal comme un garde-manger sur pattes.

Lorsque l'on est en vie, l'évolution veut que l'on fasse don de soi aux autres, grâce à la bonne vibration que l'on dégage, à l'amour que l'on donne, aux efforts que l'on fait pour aider et soutenir. C'est le don de soi sur le plan subtil. Et il y a aussi le don de son corps pour sauver autrui : sauver quelqu'un d'un incendie au péril de sa vie par exemple ou donner des organes pour sauver un malade etc. Mais un suicide est un gaspillage aussi bien sur le plan subtil que sur le plan de la matière.

Gaia nous donne son corps de matière qui devient notre corps. Nous devons la remercier et lui demander la permission de lui rendre ce corps qui est trop abimé. Elle rendra de nouveau apte à la vie les particules qui le composent, ainsi dans la vibration et dans l'amour, elle redonnera la vie à ces cellules. Mais ceci doit rester très exceptionnel et toujours se faire dans une vibration d'amour et de notion de don et non de destruction.

Lorsque l'être est en fin de vie et que la destruction de

son corps par la maladie et les souffrances est trop avancée, rendre sa vie à Gaia peut devenir un don pour protéger les autres, pour ne pas polluer les autres. L'euthanasie peut donc se concevoir dans un but de don. Mais ceci doit se faire dans une authenticité parfaite de désir de don et d'amour, et c'est une notion que les humains n'ont pas encore intégrée et dont ils n'ont pas encore vraiment conscience.

Q – Un grand merci et beaucoup d'amour.

Message du 15-09-2016

Les rencontres humanoïdes

Q – De nombreuses personnes incarnées ici prétendent être en contact ou avoir rencontré des humanoïdes censés venir de l'espace et qu'ils appellent les petits gris, les reptiliens, les illuminatis, peux tu nous parler de tous ces phénomènes ?

R – Les différentes formes sous lesquelles peuvent apparaître ces choses, n'ont aucune importance : il y a des gens qui voient des fantômes qui peuvent apparaître sous des formes floues, ou de boules de lumière ou de corps translucides, Ce sont les mêmes phénomènes.

Les personnes qui croient rencontrer ce genre d'êtres sont en fait en contact avec différentes ères de la terre dans lesquelles les habitants se présentaient sous forme de reptiles, ou d'oiseaux hybrides ou autres. Certains remontent inconsciemment dans des vies antérieures. Depuis que la terre abrite des êtres différents, les consciences ont suivi les changements. Certains étaient des reptiliens dans des vies antérieures et avaient des consciences et faisaient déjà leur travail d'évolution.

Ces formes d'êtres sont dans le suivi de la conscience de certains et pour d'autres font partie de l'inconscient collectif.

Ils ne peuvent pas être des agresseurs venus de l'extérieur de la terre, car comme nous l'avons déjà dit, le filet de protection qui entoure la terre ne laisse pas passer des êtres belliqueux qui pourraient détruire. La terre est un des centres d'évolution les plus recherchés, car elle favorise par sa propre évolution, une évolution plus rapide des consciences.

Tout ce qui se passe actuellement sur la terre est dû aux consciences qui s'incarnent ou qui se sont incarnées depuis des temps immémoriaux. La mémoire terrestre est fabuleuse. Elle n'oublie absolument rien, et n'importe quelle conscience peut se trouver en relation avec cette mémoire à un moment ou un autre.

Le cheminement d'une conscience est très long. La terre a reçu des consciences qui étaient dans des corps de reptiliens ou autres. Ces consciences ont continué leur évolution à travers les corps qui étaient proposés au moment ou elles souhaitaient s'incarner.

Q – Remerciement et amour.

Message du 15-09-2016

Répétition de schémas familiaux inter génération

Q – Est-ce qu'on peut communiquer ?

R – Oui.

Q – Merci.

Nous voudrions savoir à quoi correspondent ce que nous considérons comme des schémas familiaux, c'est-à-dire que nous voyons se reproduire des situations et des réactions qui se ressemblent dans différentes générations d'une même famille. Quels sont les liens entre les êtres ou les consciences dans ces situations et face à des événements qui se ressemblent ?

R – Il faut savoir dès le départ que les consciences sont autonomes et sont attirées par les familles par les vibrations et en fonction de ce que chaque être a à apprendre, mais effectivement il apparaît que les schémas se renouvellent :

Il y a plusieurs possibilités :

– les êtres suivent la même famille ou descendance parce qu'ils ont des liens entre eux et qu'ils n'ont pas faits ce qu'il fallait pour pouvoir s'éloigner de ces êtres ;

– ce sont des consciences lentes qui ont tendance à se cristalliser et qui donc n'arrivent pas à voir au-delà de ce qu'ils ont déjà vécu ;

– ce sont des consciences complètement extérieures et qui ne souhaitent pas en retrouver d'autres mais seulement travailler sur ce qu'ils ont à faire.

Il faut noter que même lorsque les êtres souhaitent se retrouver et que c'est possible, cela ne veut pas dire qu'ils vont se reconnaître car nous descendons avec une partie de notre grande conscience qui n'est pas forcément la même suivant l'incarnation et les caractéristiques de l'être peuvent être différentes, ce qui est intéressant pour l'évolution de l'être et de son environnement car alors tout peut être vu et ressenti différemment et donc apporter un changement ou une oxygénation de tous.

L'origine de tous est la même et le but final est le même, même si les chemins paraissent différents.

C'est comme les couleurs de l'arc-en-ciel : Chaque couleur est bien différenciée mais si on les mélange on arrive au blanc de la lumière.

Q – Merci infiniment et beaucoup d'amour.

Post scriptum

Si vous souhaitez poursuivre votre recherche sur l'au-delà, les différentes dimensions de l'univers, et l'histoire de l'homme, vous pouvez consulter le site :

www.reiver.fr

Cet ouvrage a été composé par Edilivre

194 avenue du Président Wilson – 93200 Saint-Denis
Tél. : 01 41 62 14 40 – Fax : 01 41 62 14 50
Mail : client@edilivre.com

www.edilivre.com

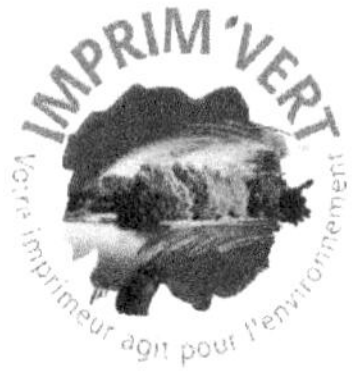

Tous nos livres sont imprimés
dans les règles environnementales les plus strictes

ISBN papier : 978-2-414-31889-6
ISBN pdf : 978-2-414-31890-2
ISBN epub : 978-2-414-31891-9
Dépôt légal : juin 2019

Imprimé en France, 2019

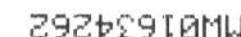

WM0163742632

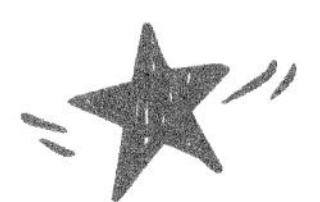

Copyright @2024 by T.S. PINES
Publisher: 3dots Publishing

Creative: Yael Eshet
Graphic Execution: Liron Avrami
Thoughts & Comments: Rachel Stein
Illustrations & cover design: Yael Eshet

HI BABY, IT'S YOUR DADDY

There is no
'one size fits all'
when it comes
to families.

Every father has a
different parenting
experience.
Every baby is unique.

THIS IS
OUR
STORY.

HOW TO USE THIS JOURNAL

47 LETTERS FROM Dad TO Baby are collected IN THIS book.

1. These letters capture the memories and emotions a father wants to keep in a time capsule for Baby to read in the future.
2. The letters are divided into six groups:
   - Pregnancy
   - Birth
   - Baby's first year
   - Baby's second year
   - Baby's third year
   - Additional letters that can be used at any time

WRITING THE LETTERS:

1. Some letters are prompted, others are open-ended or completely freestyle.
2. Don't feel compelled to write them all! Just choose the ones you want to write.
3. Put your own words into the letters and let your voice shine. You can be emotional, humorous, or realistic - just be yourself!

AFTER YOU have WRITTEN THE LETTERS:

1. You can keep the book pages as they are to create a beautiful keepsake journal.
2. Alternatively, you can cut out the pages from the book, fold them into envelopes, and give them as letters to your child to read in the future.
3. Instructions for cutting and folding can be found on the next page!

HOW TO CREATE THE LETTERS

step 1

Write the letter

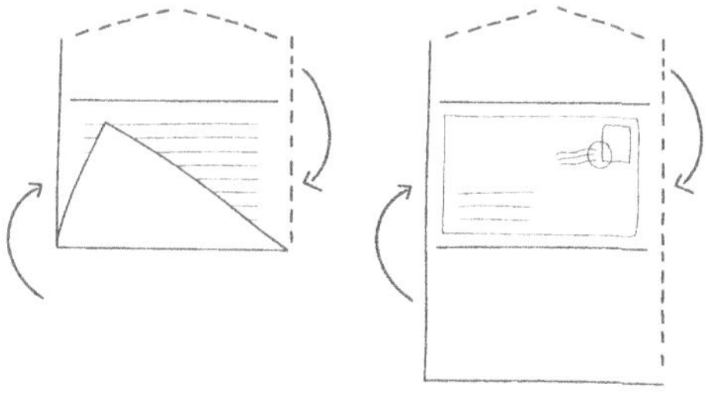

step 2

Cut out the book page

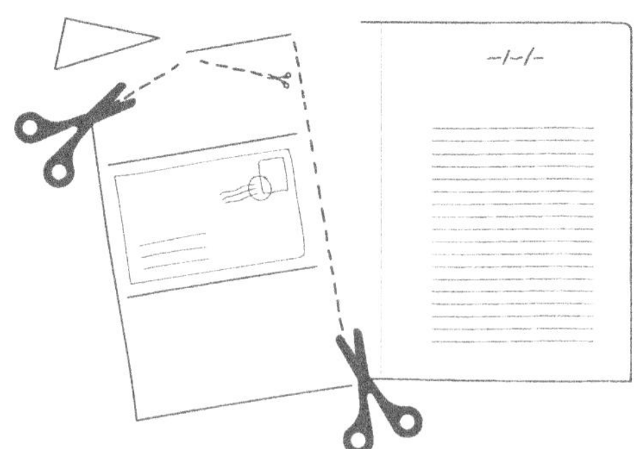

step 3

Fold the page into an envelope

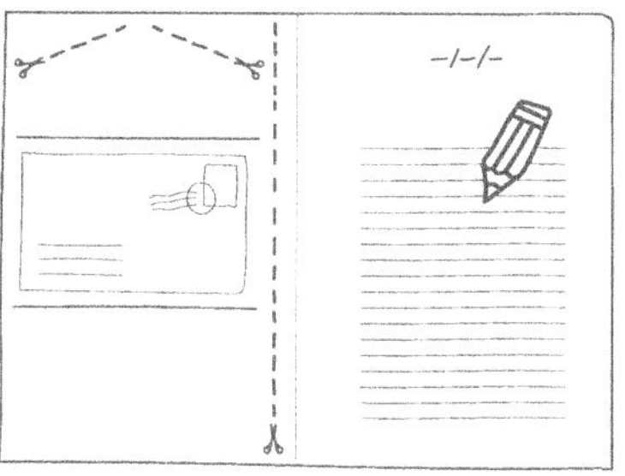

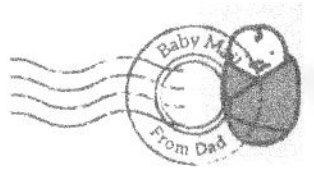
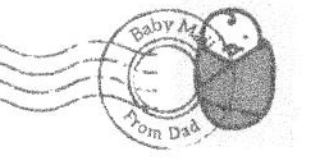
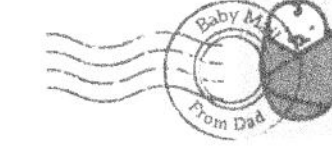

CONTENTS

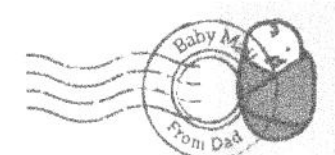
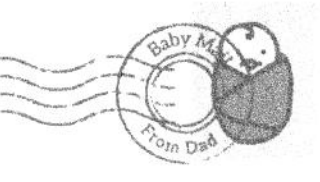
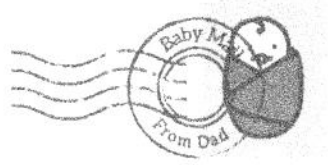

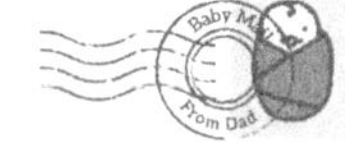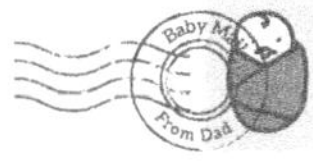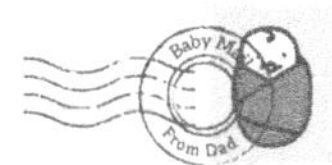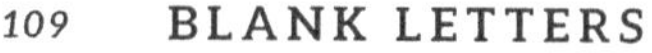

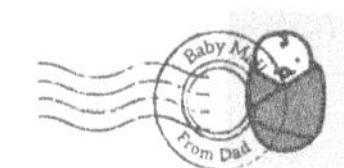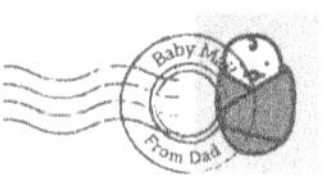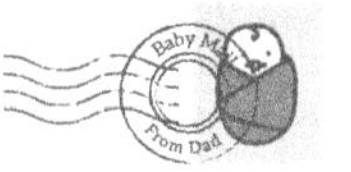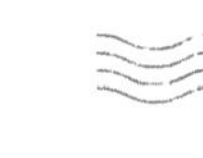

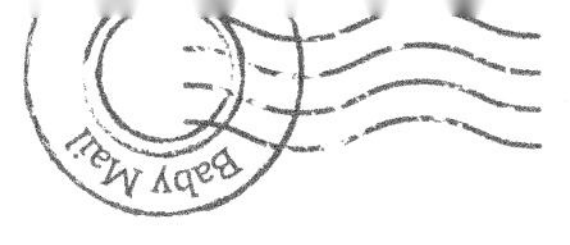
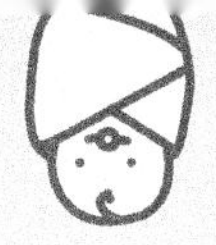
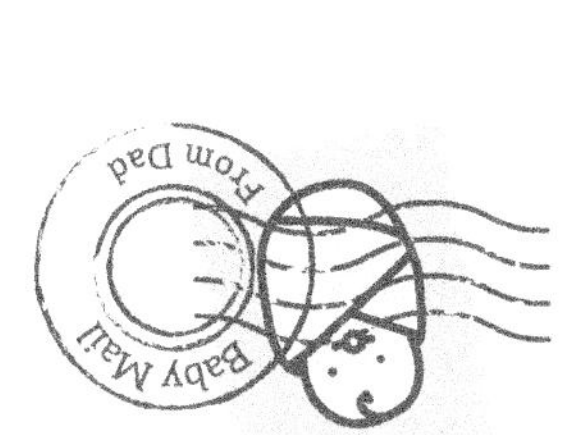
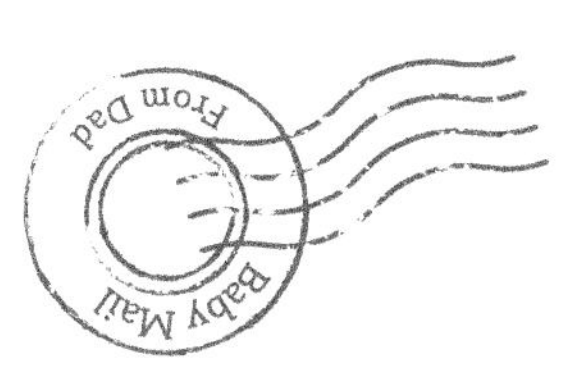
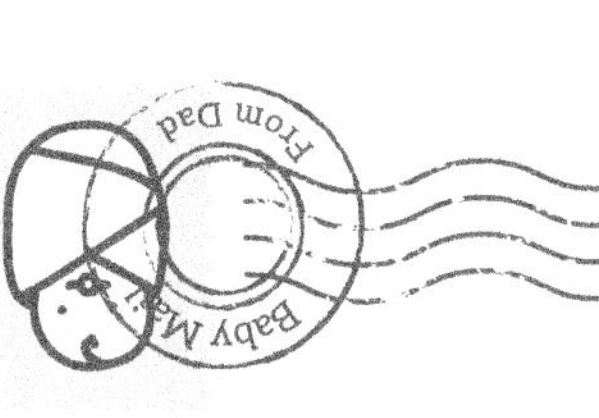
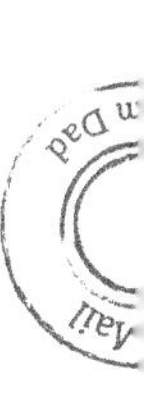
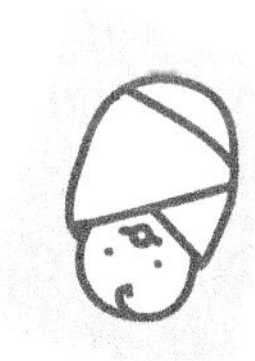
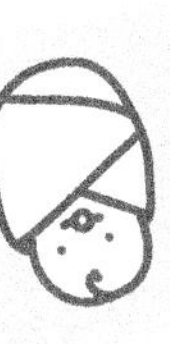
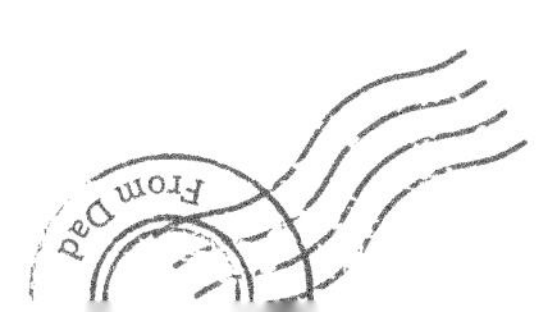

- Dad's Letters to Baby -

PREGNANCY

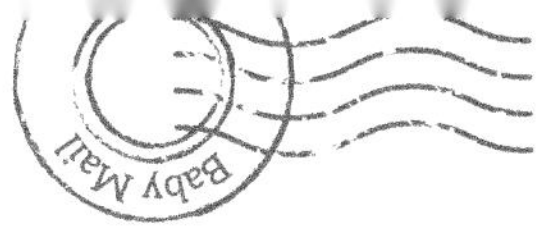
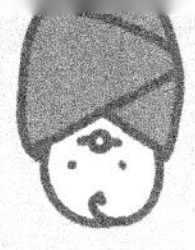

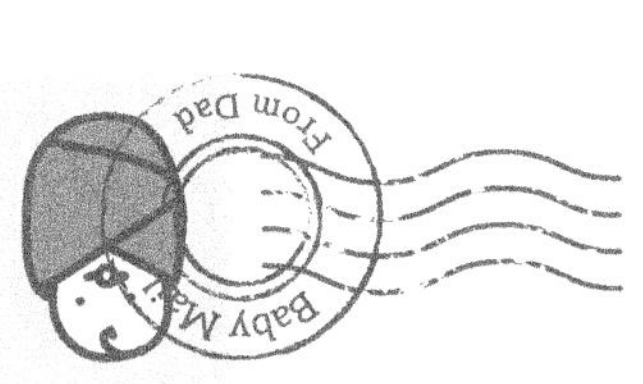
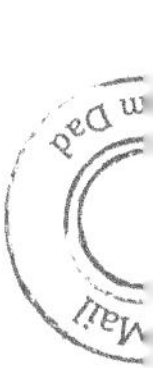
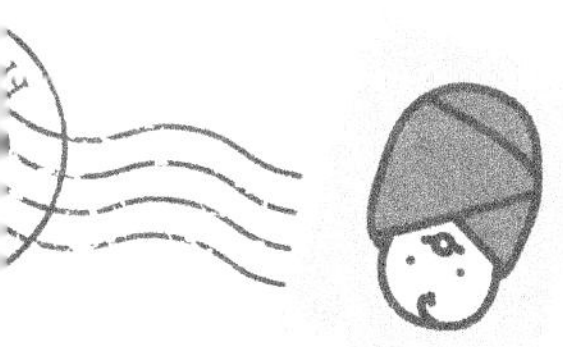
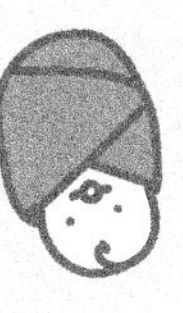
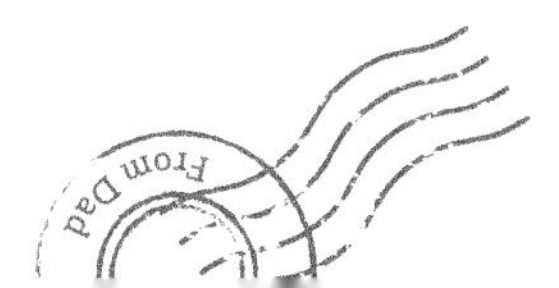

__ / __ / __

Hello from your future Daddy!

Hey baby, you'll soon be here, and I'm so excited! The thought of you makes me feel hopeful, optimistic, and sometimes a bit overwhelmed... Here is what it feels like to be a future dad:

I feel happy when ....

....

I am surprised by ....

....

Occasionally, I worry about ....

....

I get excited about ....

....

I am really proud of ....

....

— Dad —

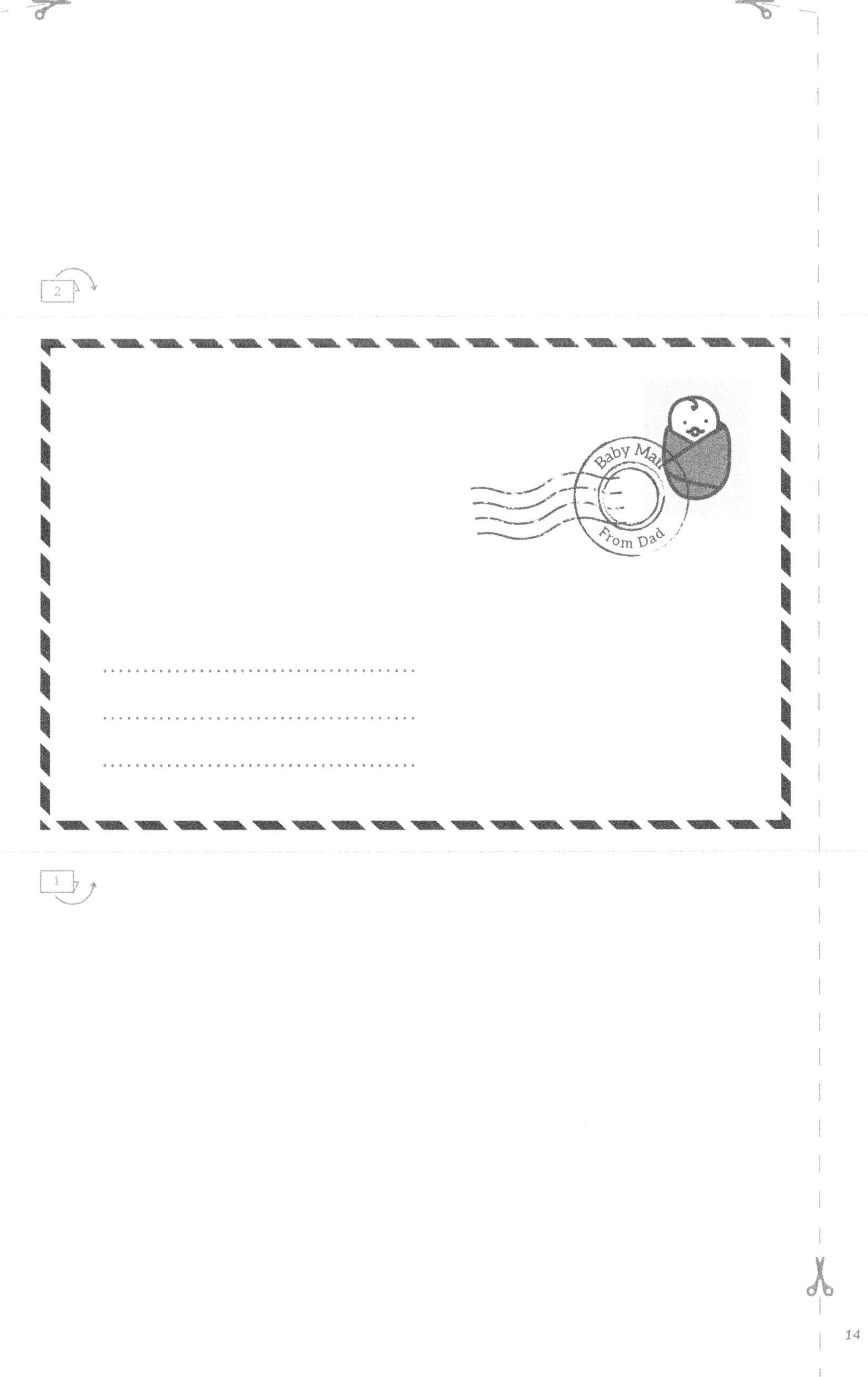
Baby Mail
From Dad

__ / __ / __

Hello in There!

———

Hey baby, *I am talking to Mommy's belly and hope you can hear me. I'm also playing my favorite music for you and hope you will grow to like it! Here is some of what I tell you and the music I'm playing:*

Things I say to you: ....

....

....

....

....

....

Music I'm playing for you: ....

....

....

....

....

— Dad —

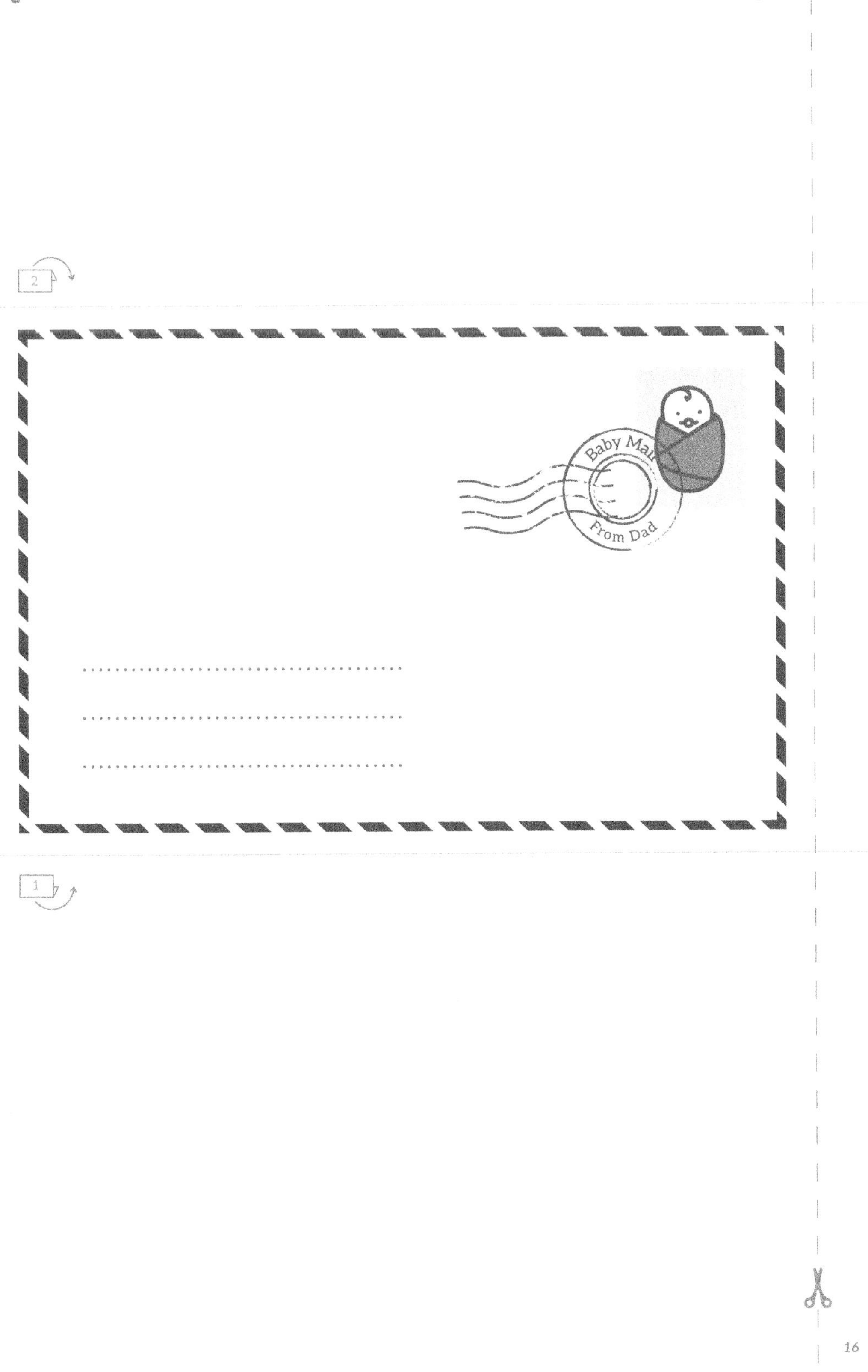
Baby Mail
From Dad

__ / __ / __

Choosing Your Name

———

Hey baby, choosing your name was a special moment. We tried to imagine what you would be like, and to avoid making a fundamental mistake (like naming you "Mango"). Here's how we chose your name, and what your name means to me:

....

....

....

....

....

....

....

....

....

....

....

....

— Dad —

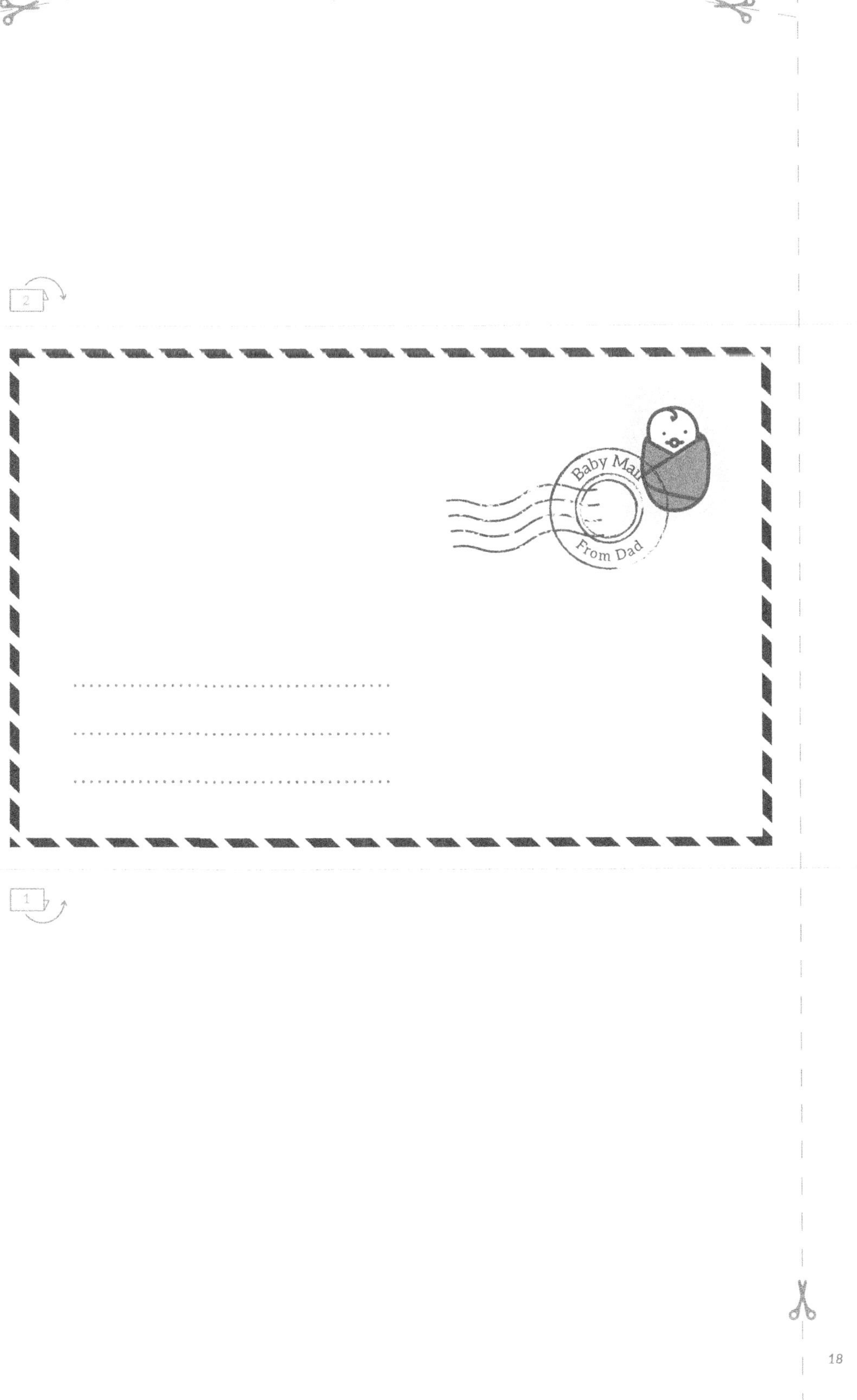

Baby Mail
From Dad

__ / __ / __

MORE STORIES FROM before you were born

Hey baby, our experiences together have already begun! I'm arranging your baby room, buying you baby gear, and preparing for your arrival... Here are some exciting, funny, and interesting stories that happened to us from before you were born:

— Dad —

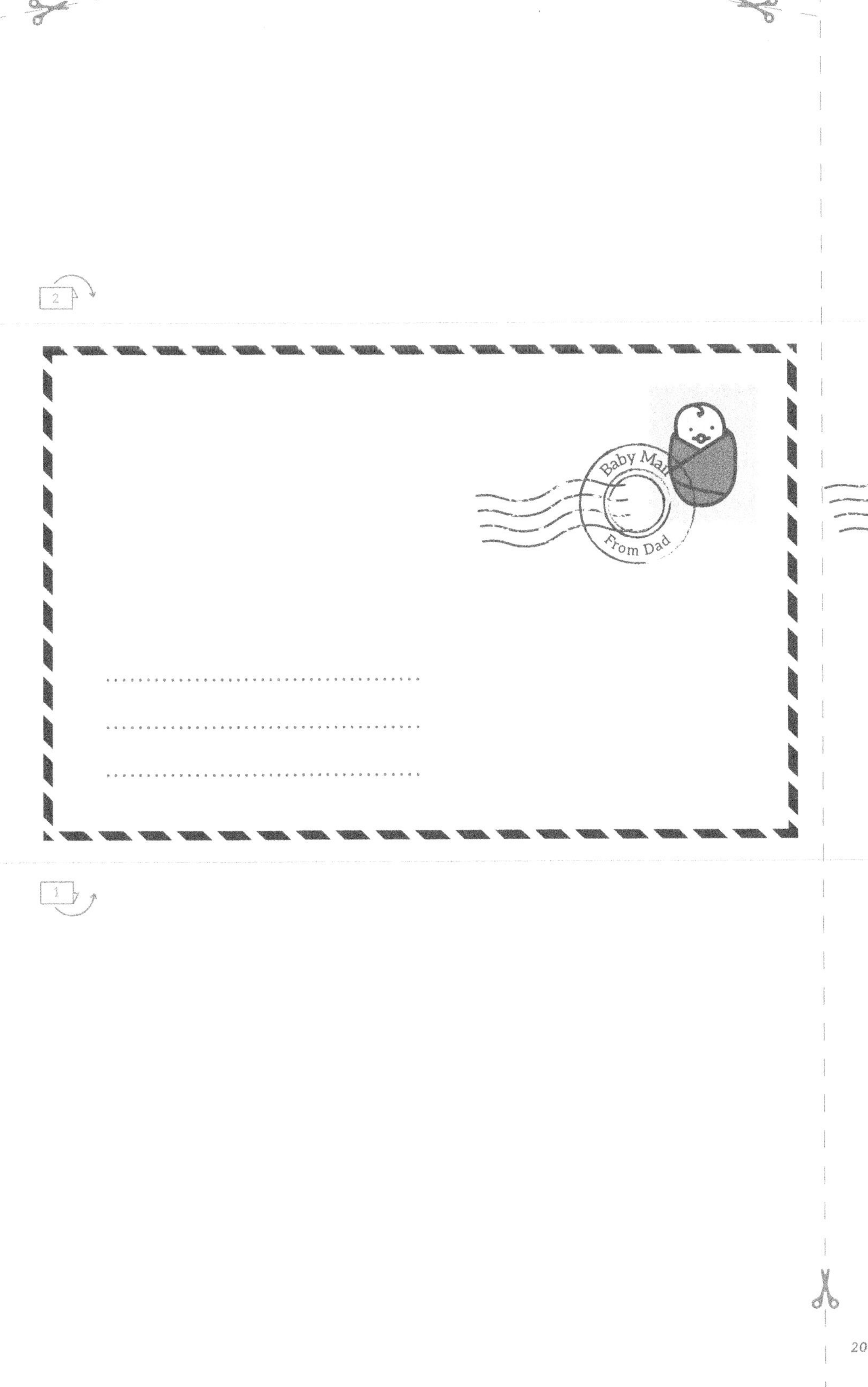
Baby Mail
From Dad

- Dad's Letters to Baby -

BiRTh

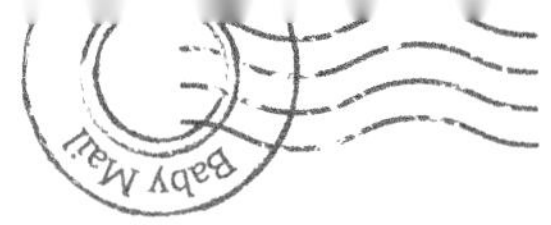
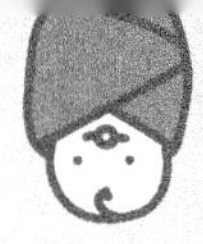
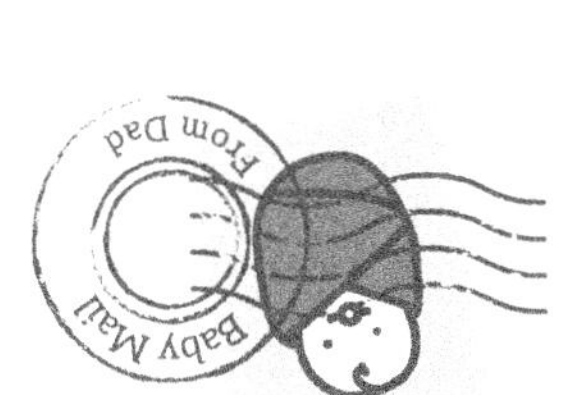
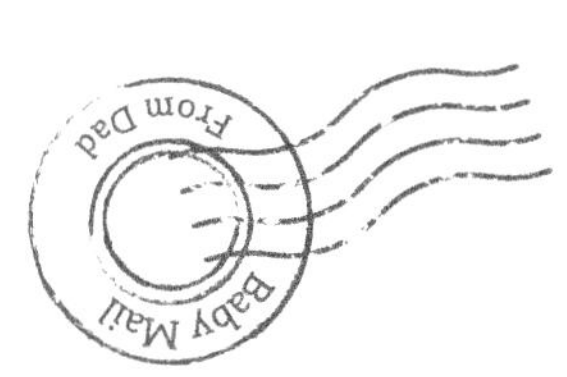
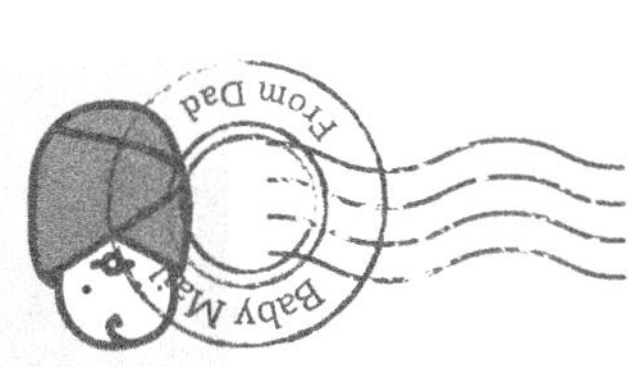
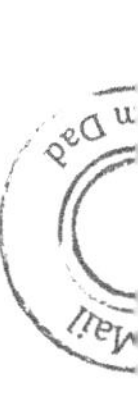
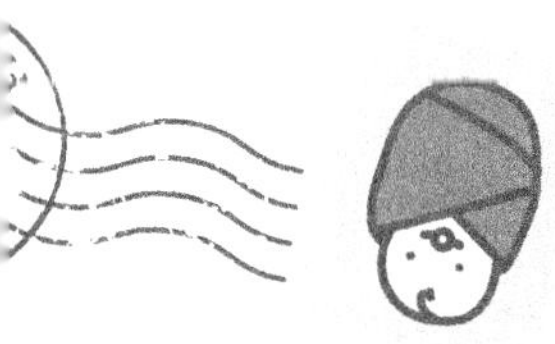
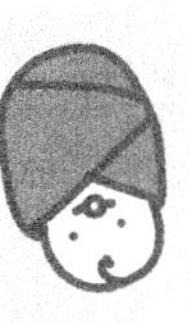
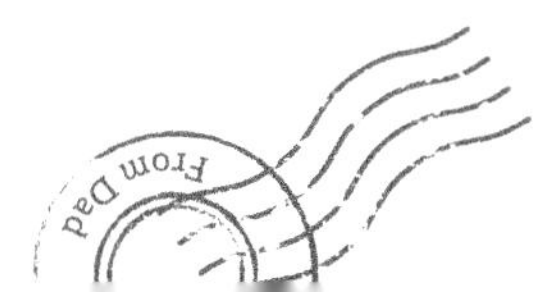

__ / __ / __

WELCOME TO THE WORLD!

———

Hey baby, you're here at last! It's an exciting time for me, and I'm so grateful for it. I'm thrilled, overwhelmed, and happy... Here are my thoughts and feelings that we can look back on together in the future:

— Dad —

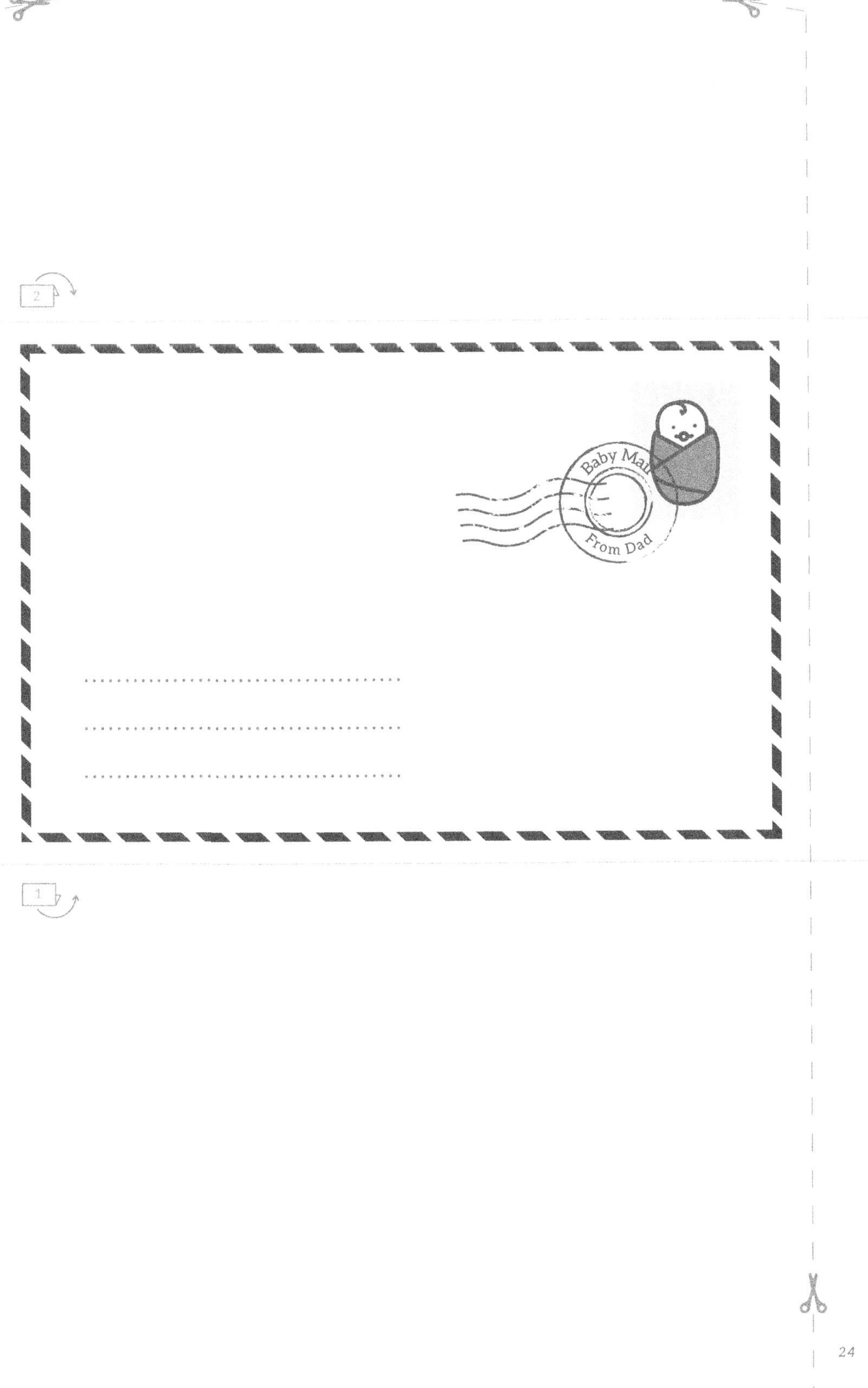
Baby Mail
From Dad

__ / __ / __

YOUR biRTh

Hey baby, some births last an hour, some may last a day. Some take place in hospitals, some at home. Some fathers witness their child's birth, others are present in their heart. Every dad has a unique story about his child's birth. Here is mine:

— Dad —

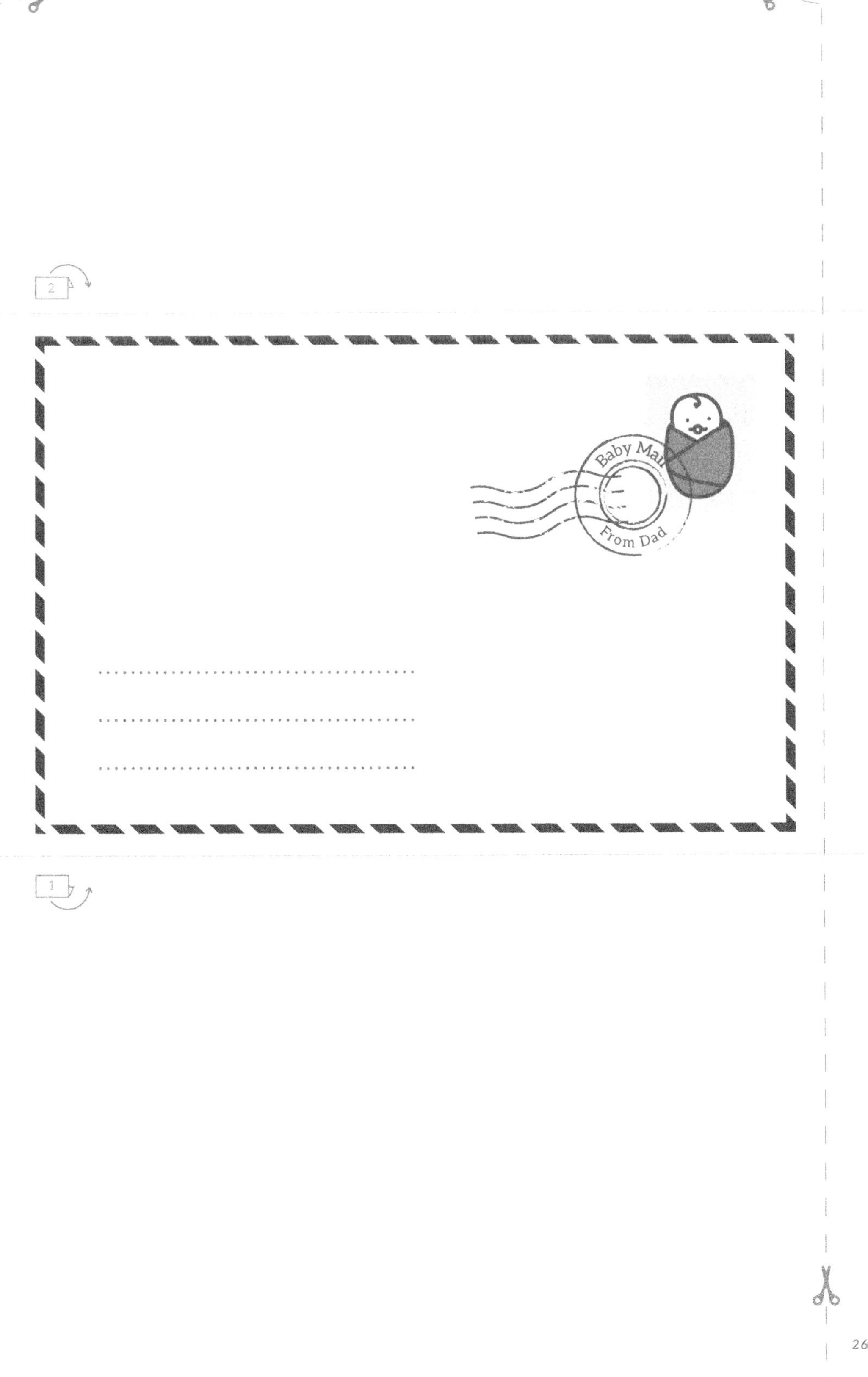

Baby Mail
From Dad

__ / __ / __

MEET THE FAM!

Hey baby, *families come in many forms. Families can be large or small. They can live in the same city or in different countries. They may have many members or have good friends who are like family. Let me tell you about our family:*

— Dad —

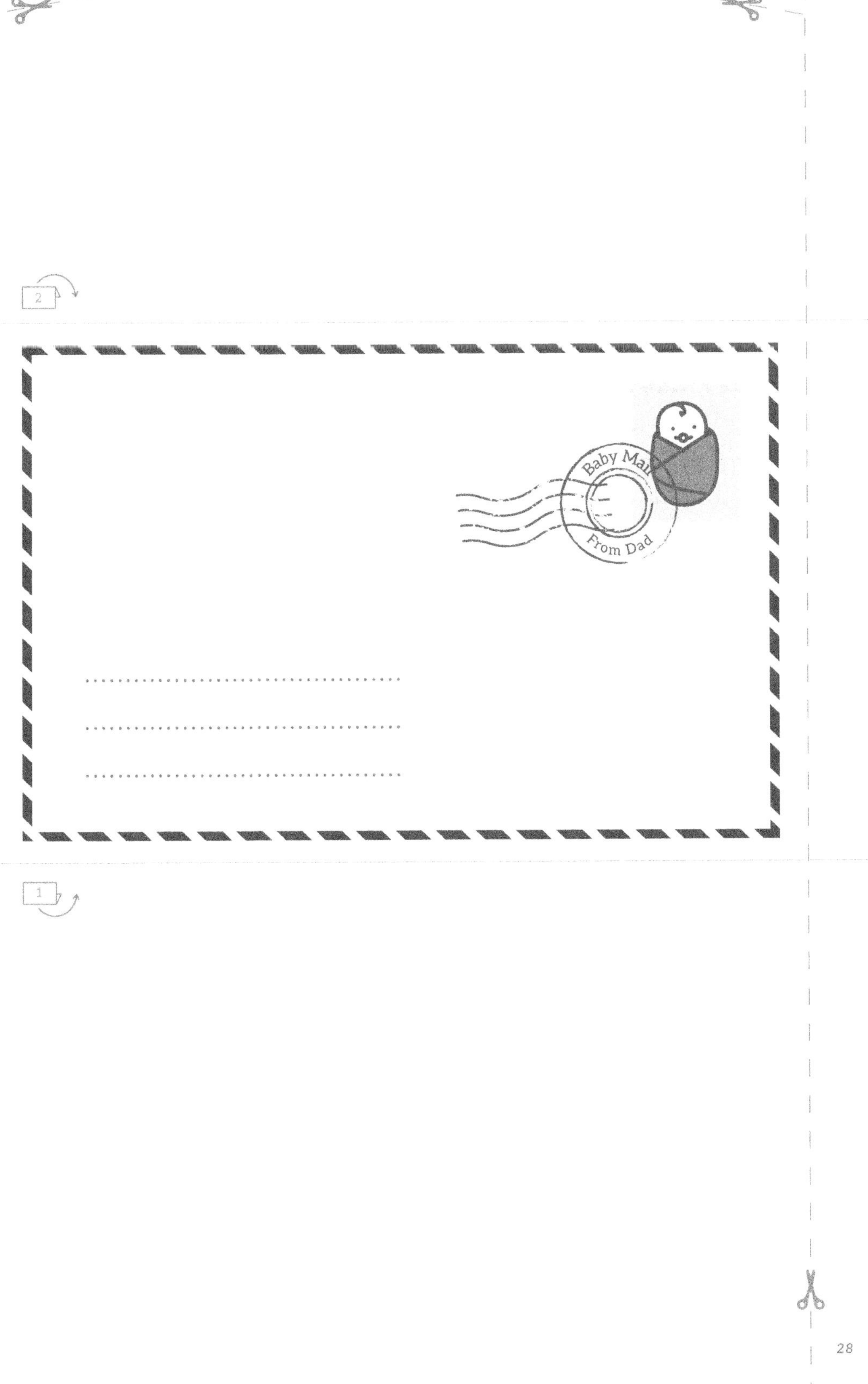
Baby Mail
From Dad

__ / __ / __

This was the world when you arrived

Hey baby, let me tell you what was happening in the world when you arrived:

The price of milk: ....

Popular singers, actors, or artists: ....

Important sports events: ....

Trending movies or TV series: ....

Popular apps: ....

The name of the president: ....

Main news headlines: ....

— Dad —

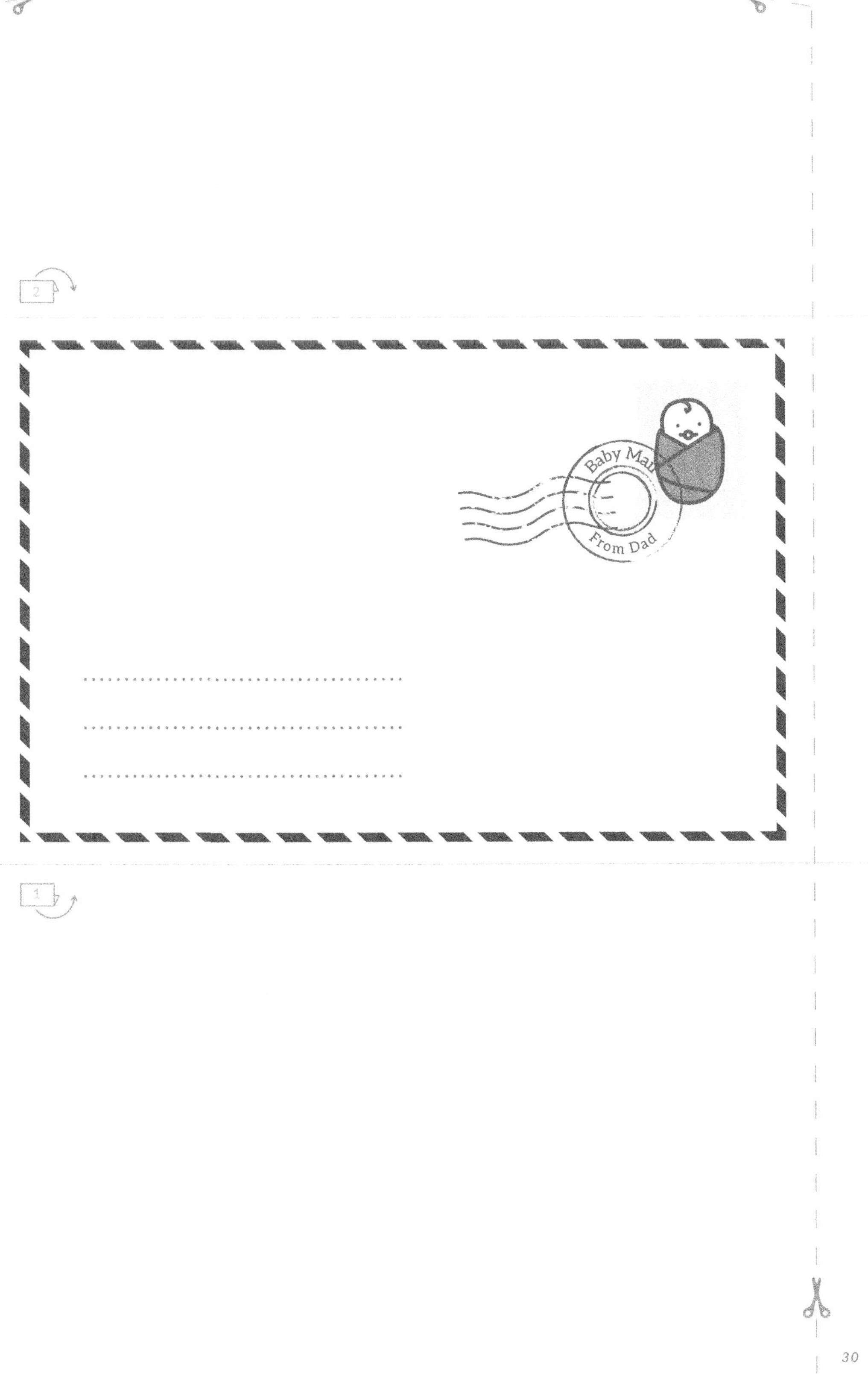
Baby Mail
From Dad

__ / __ / __

I PROMISE you, Baby...

Hey baby, you are on my watch! I promise to protect you, look after you, and love you forever. Here are some more promises from me to you:

I promise to..

....

....

I promise to..

....

....

I promise to..

....

....

I promise to..

....

....

I promise to..

....

....

I promise to..

....

....

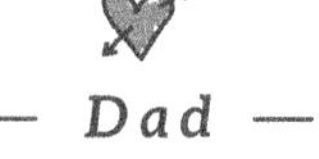

— Dad —

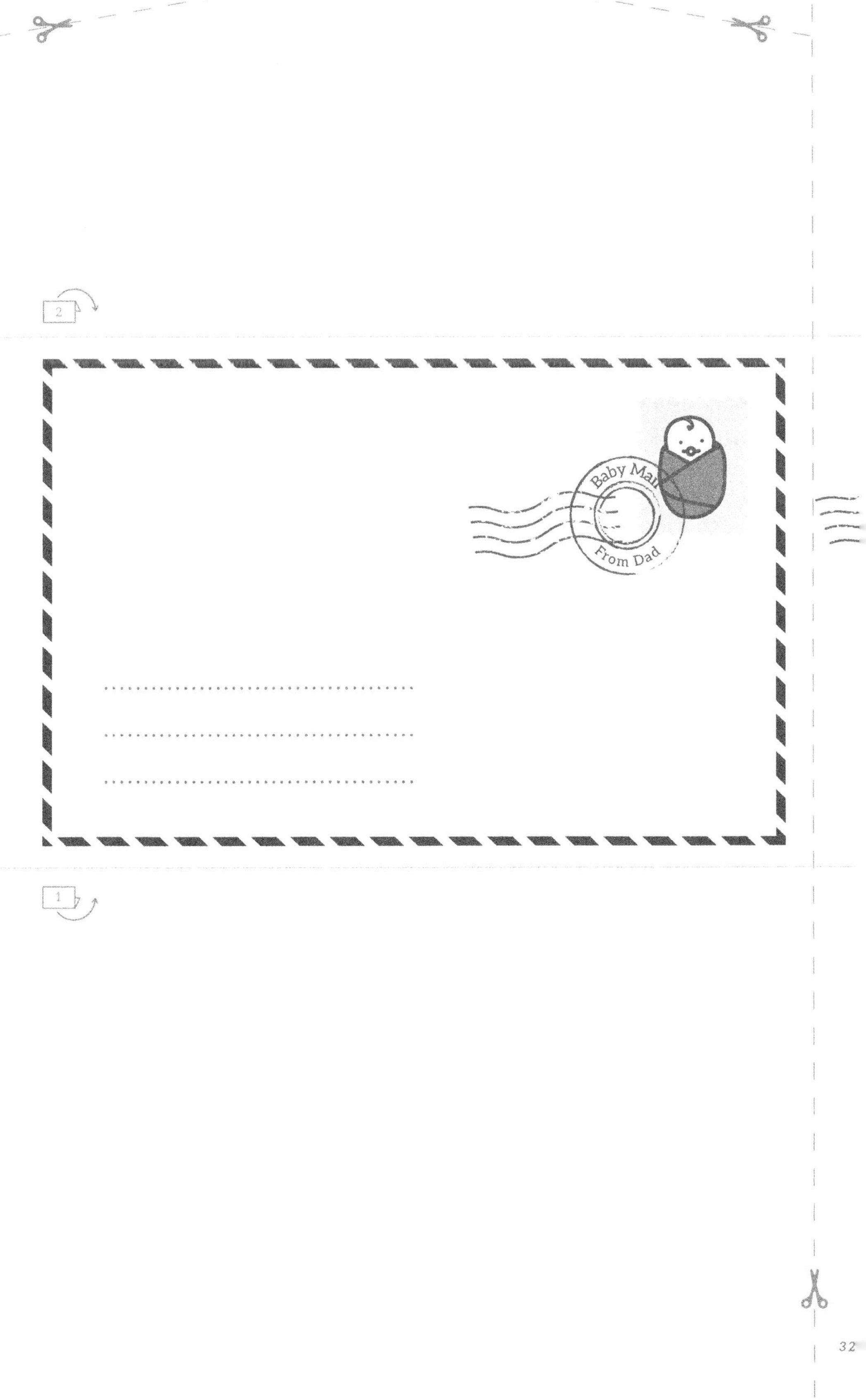

Baby Mail
From Dad

- Dad's Letters to Baby -

FIRST YEAR

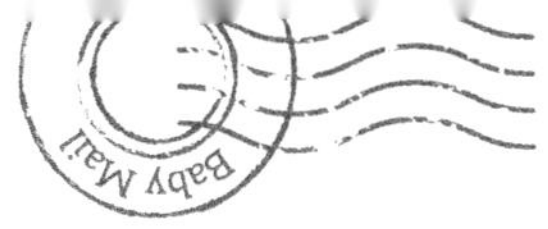
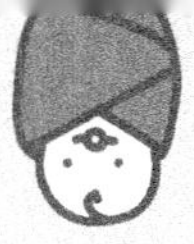

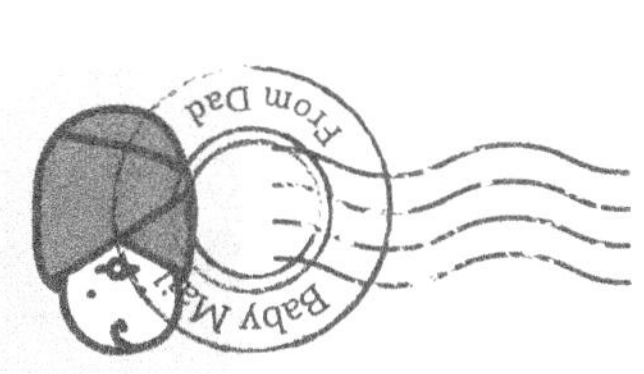
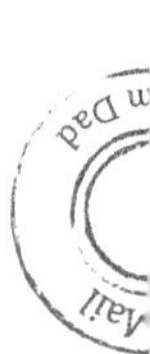
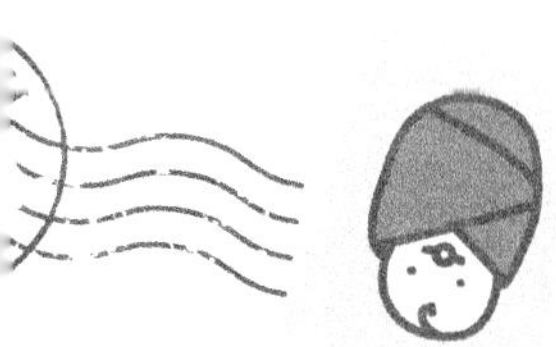
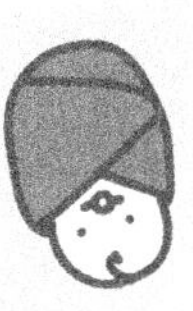
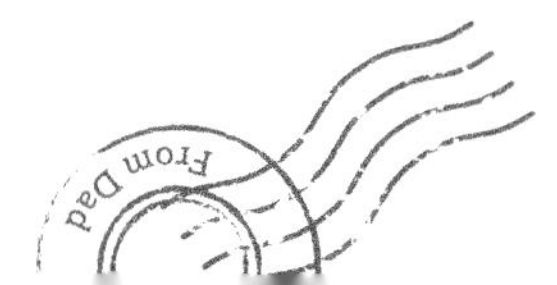

__ / __ / __

OUR FiRST WEEK TOGETHER!

———

Hey baby, this is my first week as your Daddy, and I'm learning as I go. I change you, put you to sleep, and accept that you either scream, pee, or spit up on me! Here are some highlights from my first week as a dad:

— Dad —

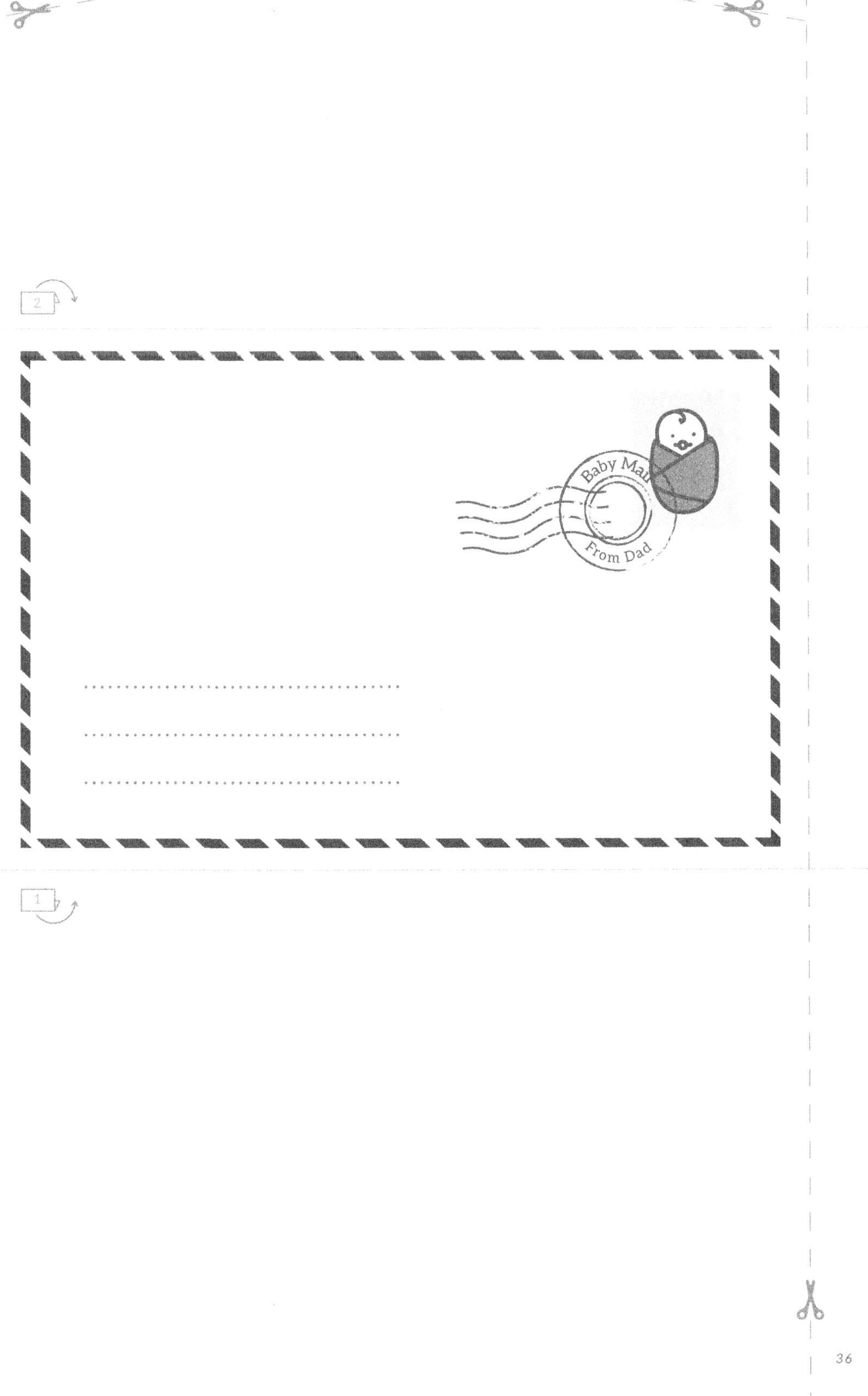
Baby Mail
From Dad

__ / __ / __

YOU ARE A CUTIE!

Hey baby, *your cuteness is contagious! You have tiny feet, a cheeky nose, and the sweetest smile. (Are you smiling, though? Or are you trying to poop?). Let me tell you just how cute you are:*

What makes you the cutest is ....

....

I melt whenever you ....

....

You do this super funny thing: ....

....

I just love it when you ....

....

You are adorable when you ....

....

More exciting things about you: ....

....

....

....

— Dad —

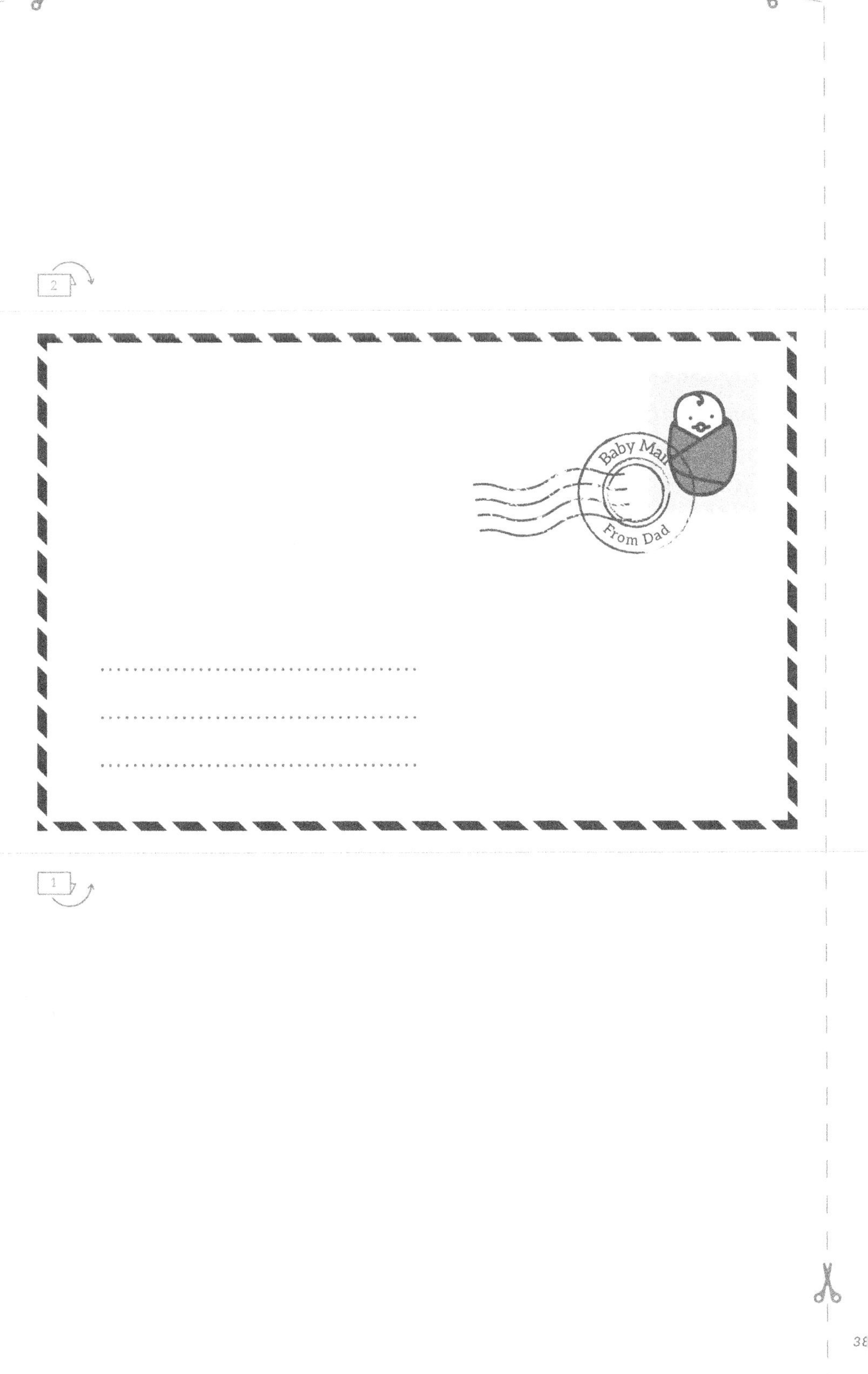

Baby Mail
From Dad

__ / __ / __

PUTTING YOU TO SLEEP

Hey baby, some babies are easy sleepers, others have a hard time falling asleep. Some babies sleep through the night, others wake up all night. Some babies fall asleep in bed, others only in caregiver hands. This is your bedtime routine:

— Dad —

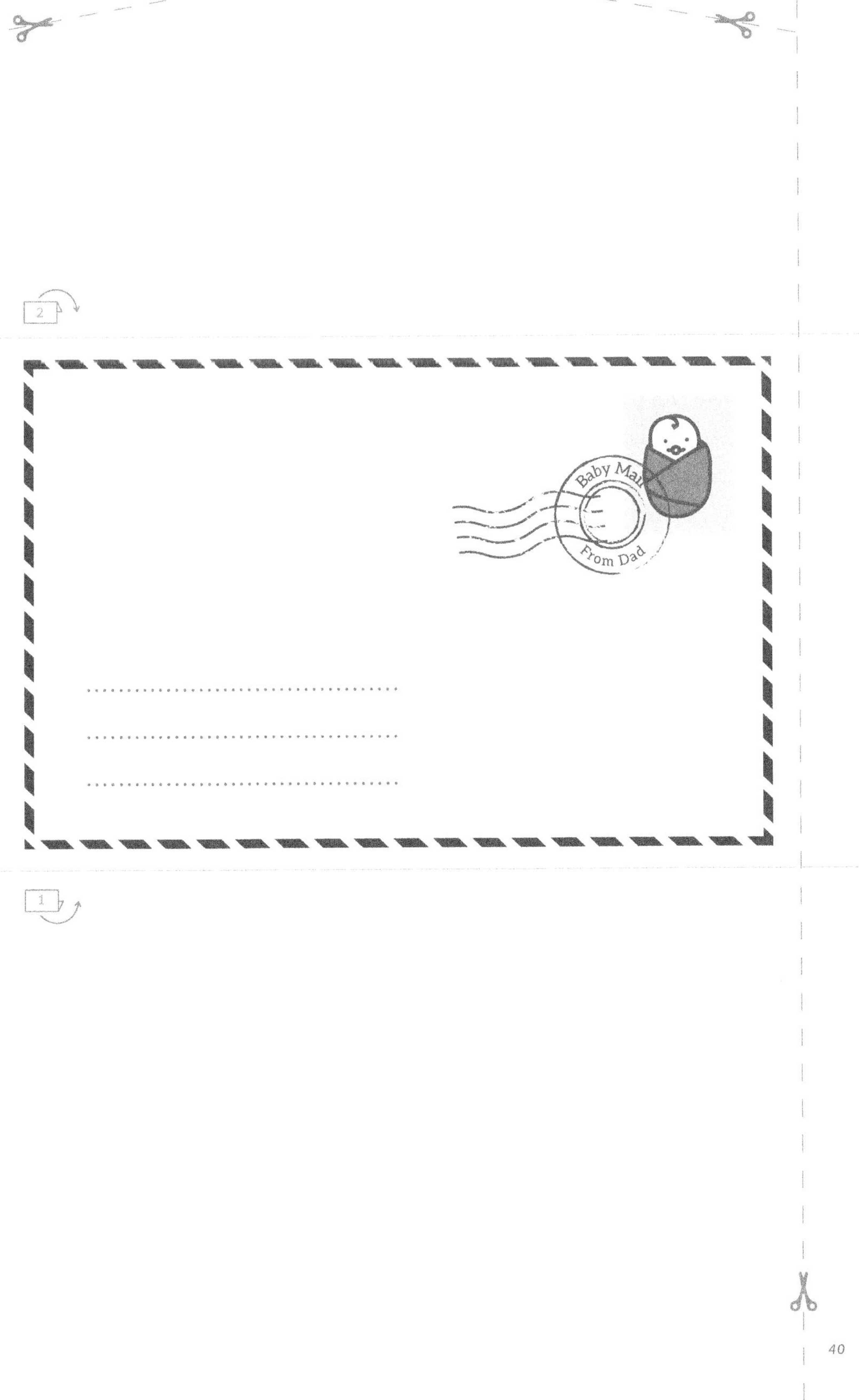
Baby Mail
From Dad

__ / __ / __

MY bucKET liST FoR US!

———

Hey baby, I've created a bucket list for you and me! There is so much I want you to experience, and so many things I want to teach you! This is my bucket list for us:

— Dad —

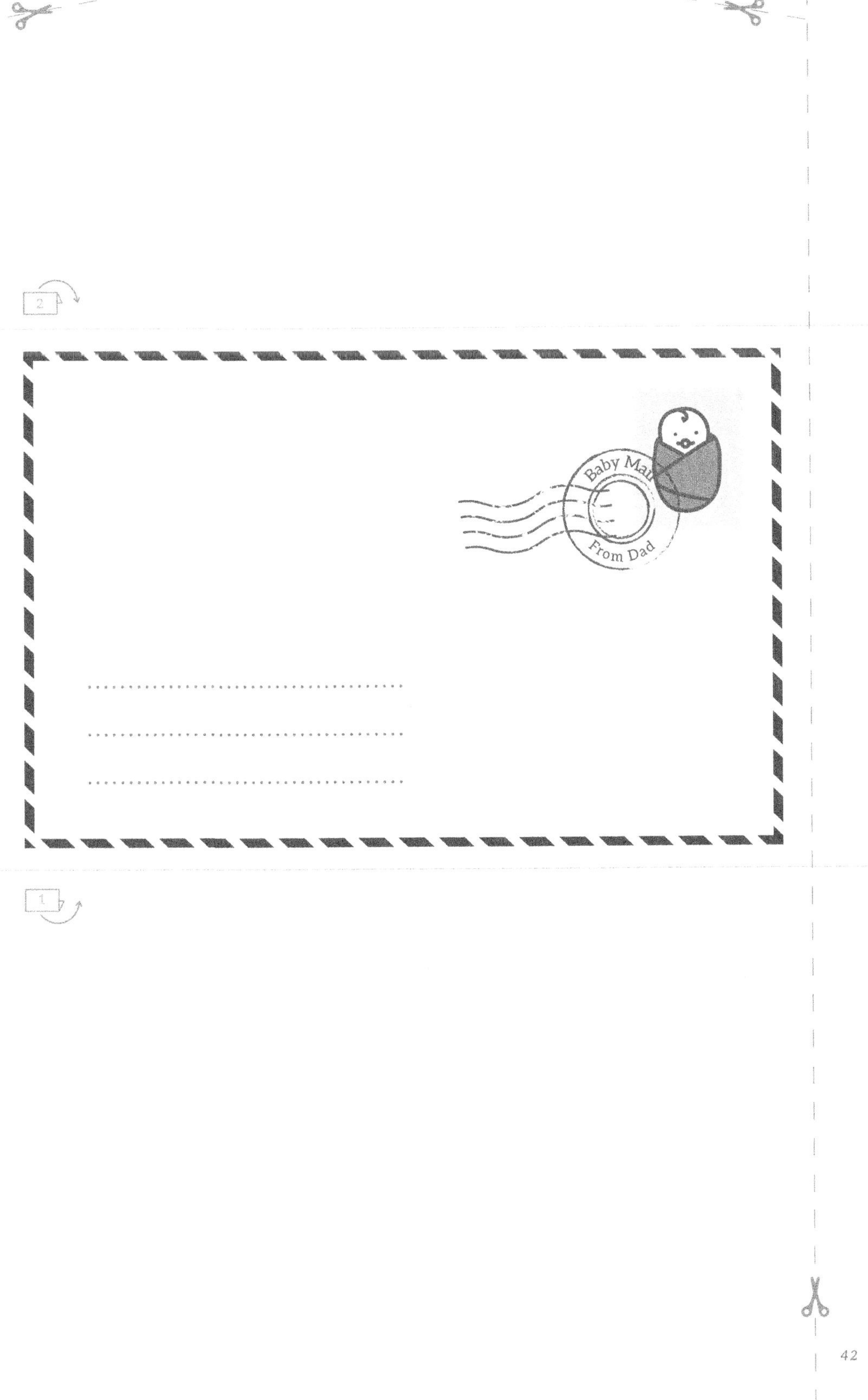
Baby Mail
From Dad

 __ / __ / __

YOUR FiRST holiday

Hey baby, we are celebrating the first holiday with you, and it's so exciting! It is my first holiday as your dad, and our first holiday together as a family... This is what happened on your first holiday:

— Dad —

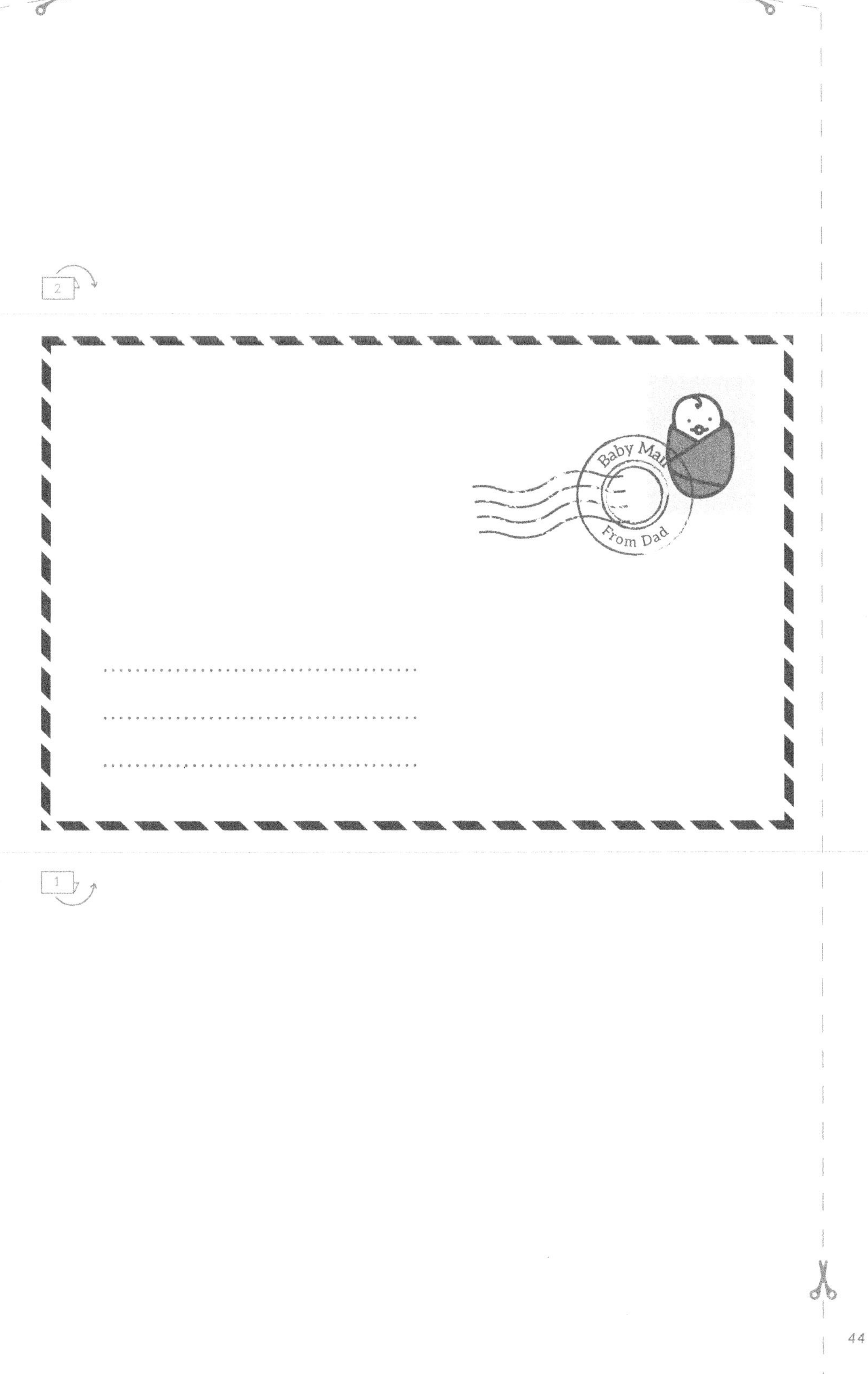
Baby Mail
From Dad

__ / __ / __

WE'RE GOING OUTSIDE!

Hey baby, *going out with you is always exciting! In a sling, a stroller, on foot, in Daddy's hands, or in the car - here's what we do when we are outside together:*

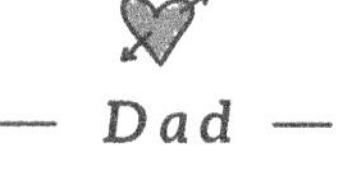

— Dad —

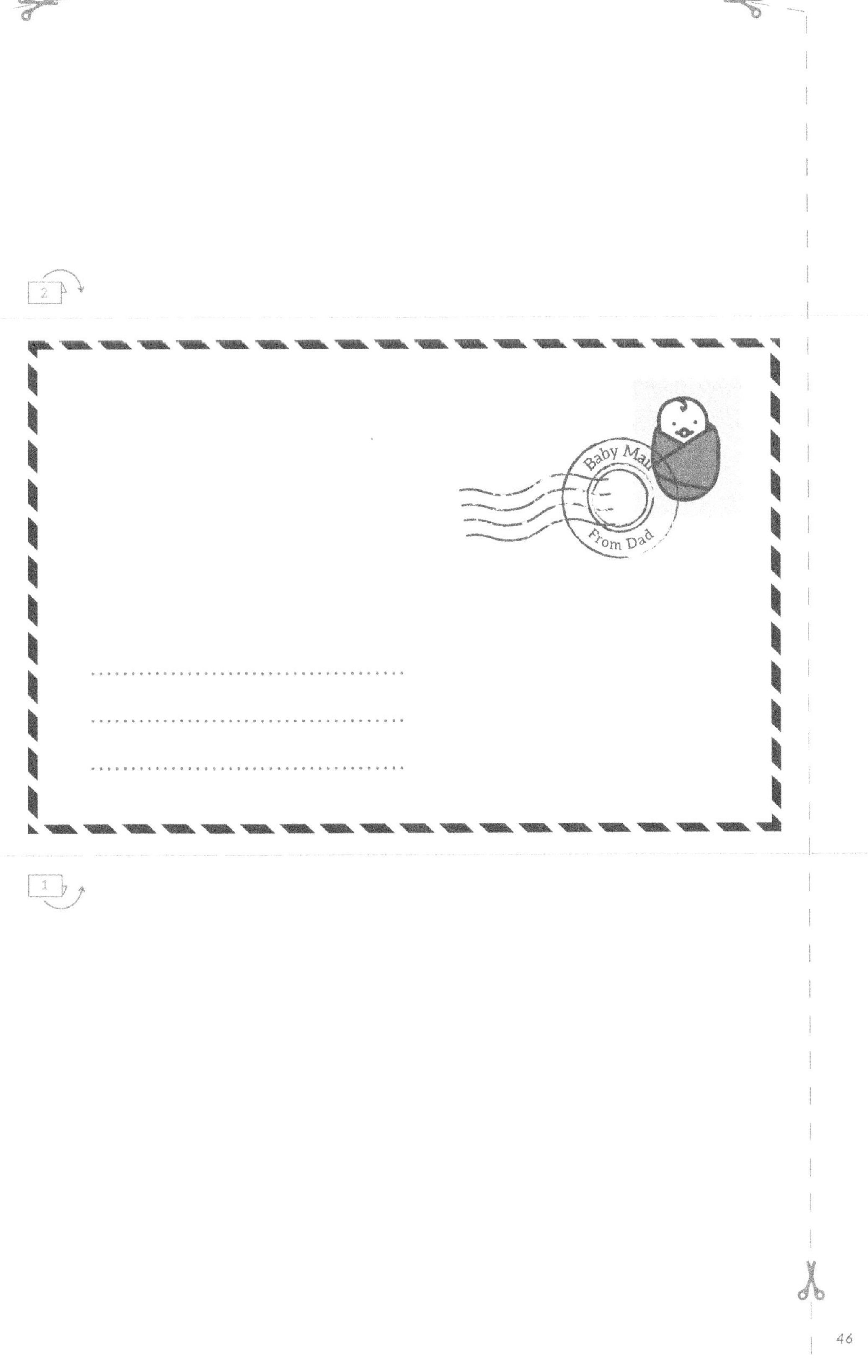
Baby Mail
From Dad

__ / __ / __

GETTING TO KNOW YOU: 6 MONTHS OLD!

Hey baby, at 6 months old your personality is already showing! I am getting to know you more and more every day, and it is so exciting. Here are a few things I learned about you:

What you love most is ....

You are happiest when ....

You really don't like ....

Your most distinctive trait is ....

You are most like me when ....

You are the least like me when ....

Some more things I learned about you: ....

— Dad —

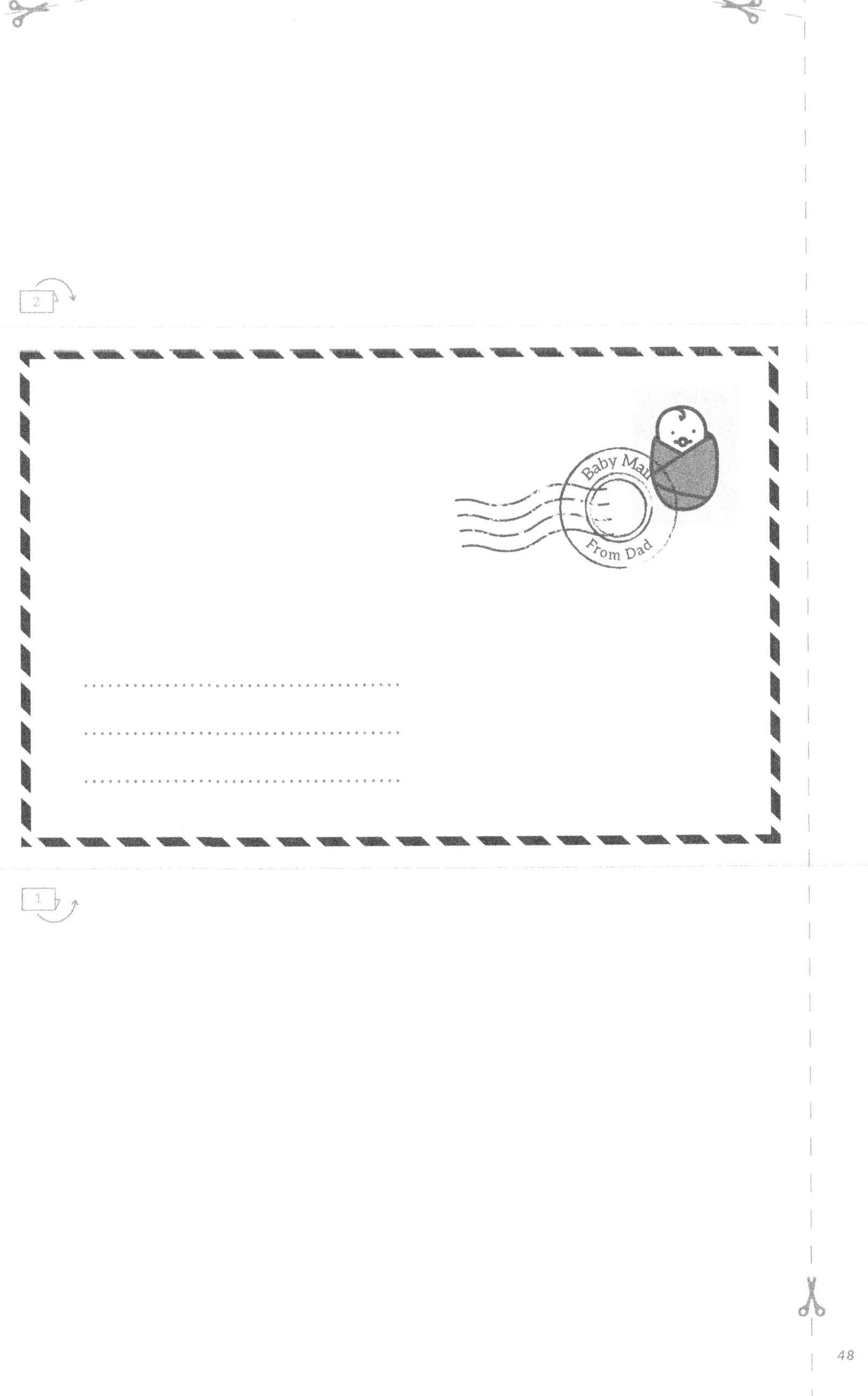

Baby Mail
From Dad

__ / __ / __

WHEN you aRE SiCK

Hey baby, parenting is challenging when you are sick. It's both heartbreaking and nerve-wracking when you cry and don't feel well. Here are some stories from when you were sick, and what helped you and me cope:

— Dad —

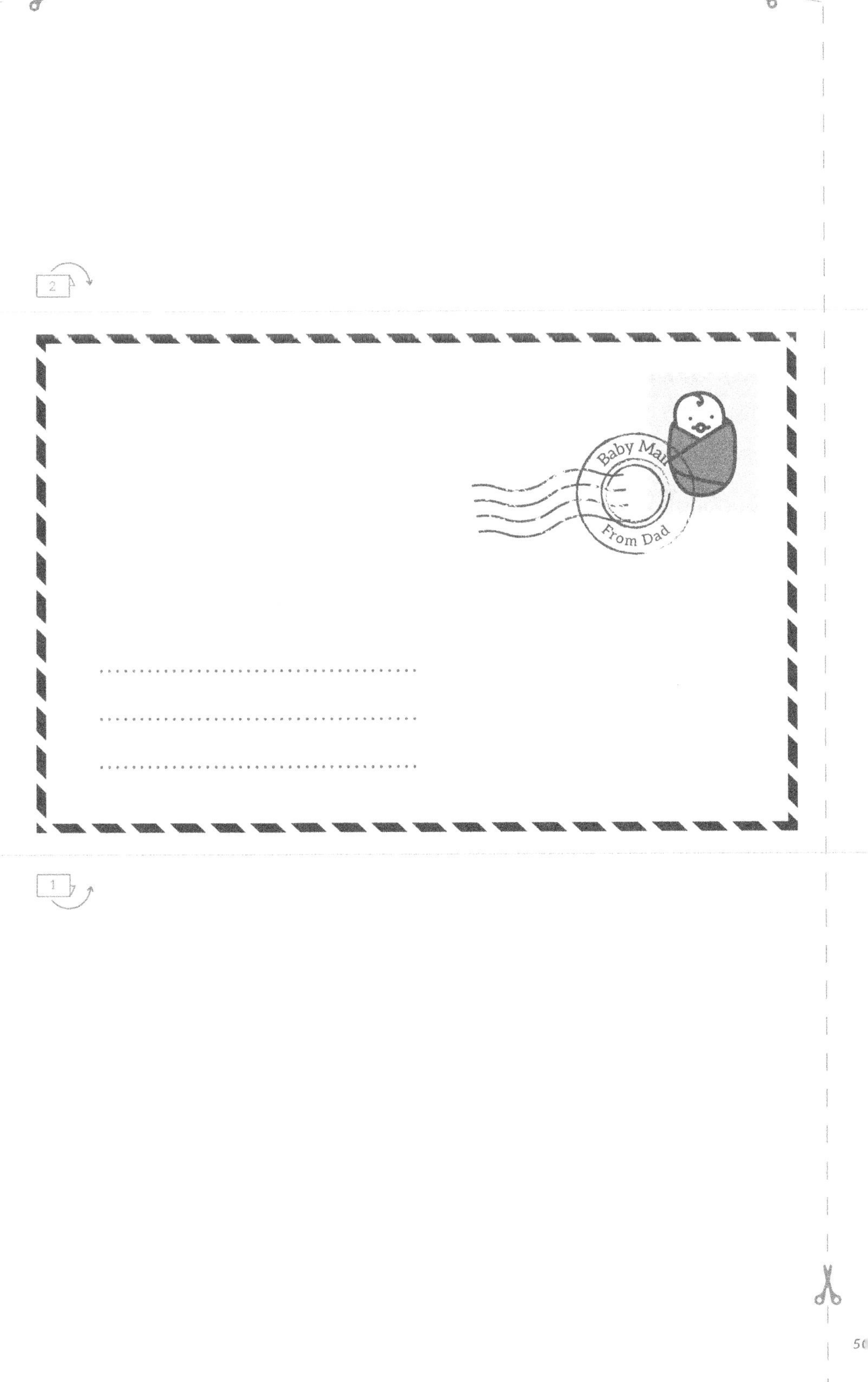

Baby Mail
From Dad

__ / __ / __

The "MOSTS"!

Hey baby, since you were born there have been so many "the mosts": "the most beautiful"... "the most difficult"... and more! Here are some of these "the most" moments:

The most important thing I have learned as a dad: ....

The most exciting thing about you:

The most challenging task I have as your father: ....

The most frightening moment I had since your birth: ...

My most favorite thing about being your dad: ....

— Dad —

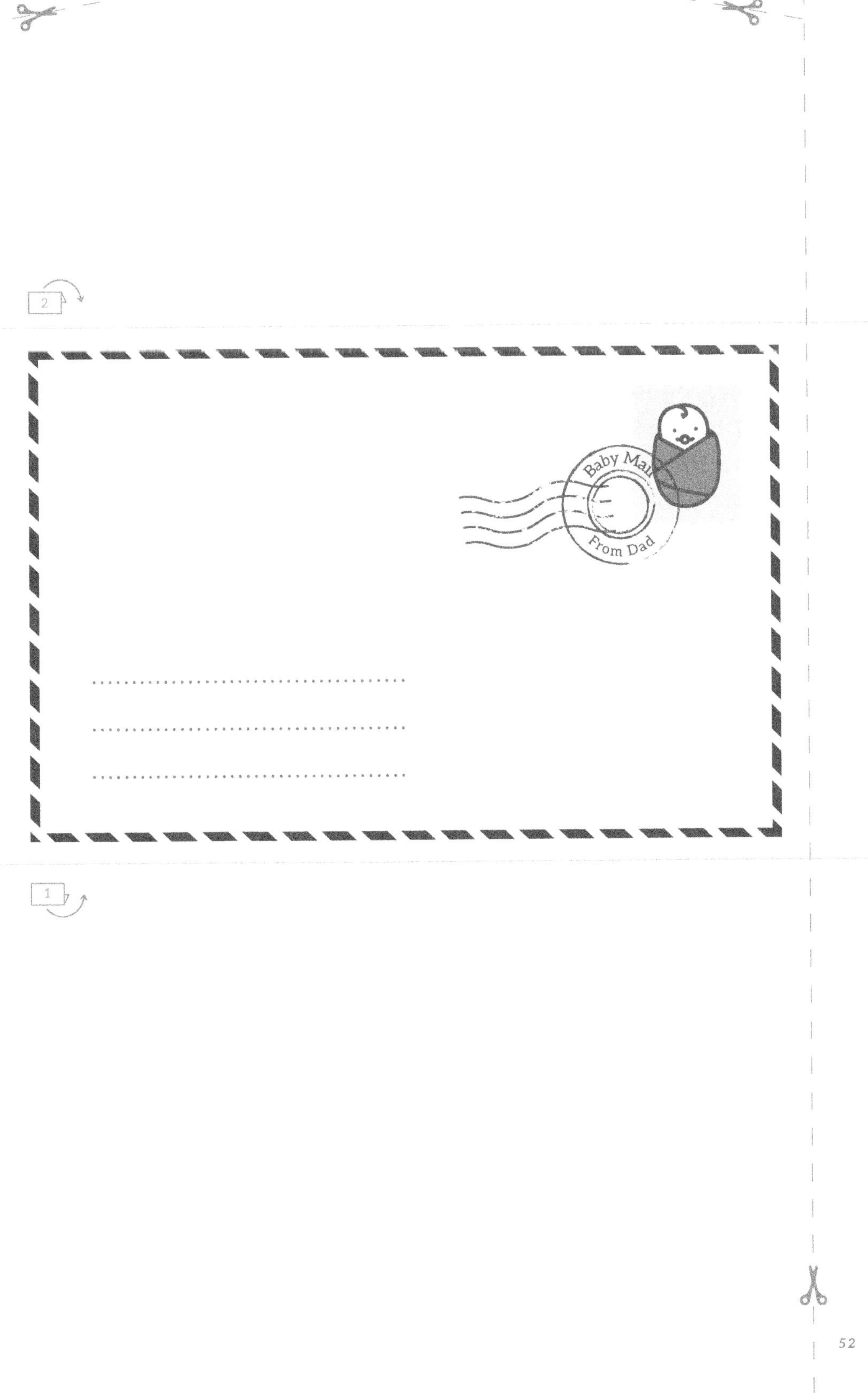

Baby Mail
From Dad

__ / __ / __

YOUR FiRST BiRThday!

Hey baby, you've turned one! We're relishing every day
with you. Here's how we celebrated your first birthday
and how it made me feel:

....

....

....

....

....

....

....

....

....

....

....

....

....

....

— Dad —

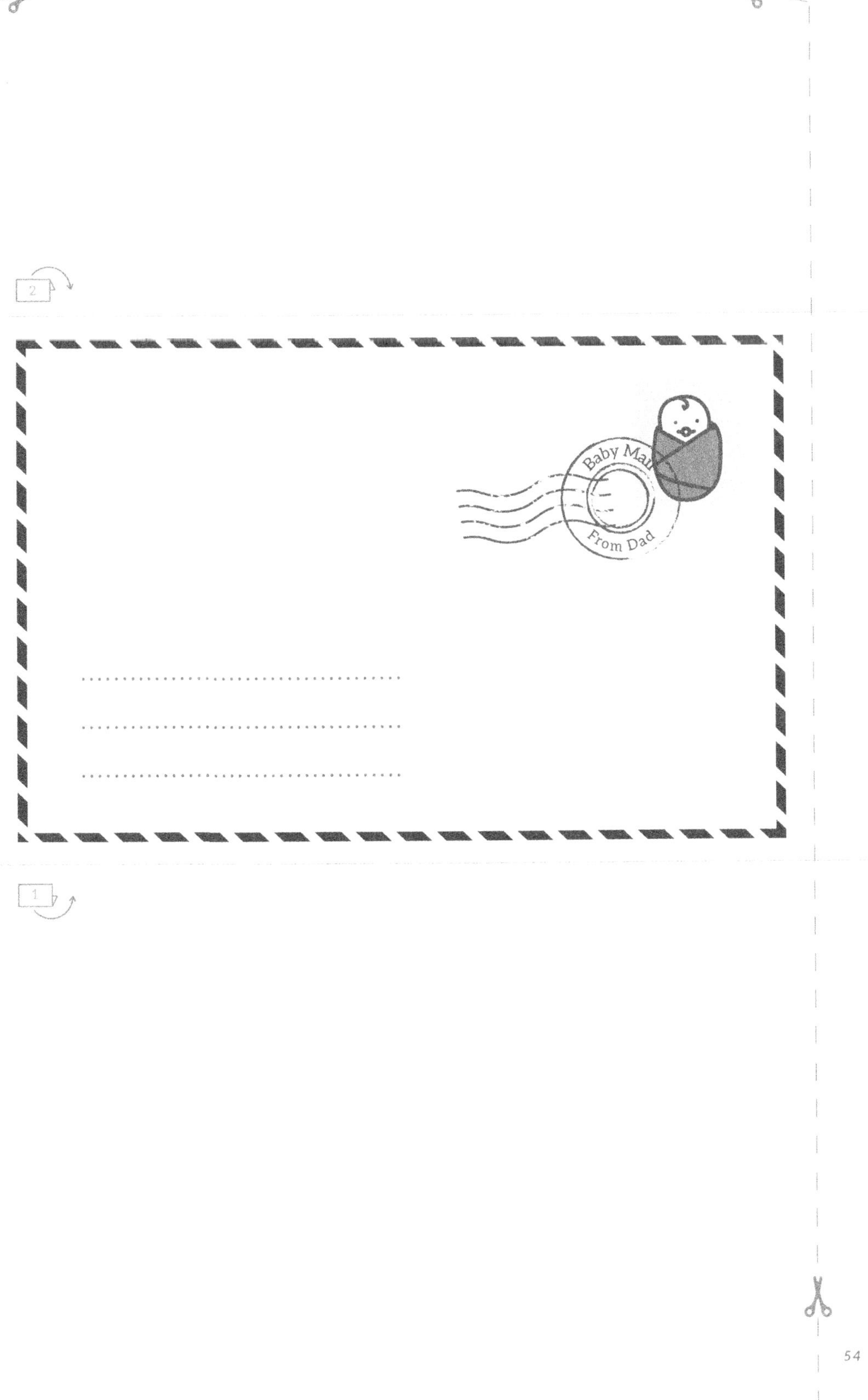
Baby Mail
From Dad

__ / __ / __

MY FiRST YEaR aS YouR Daddy!

Hey baby, it's been a year since I became your father! I have had an incredible year with you. Here are some highlights from my first year as your father and my hopes and expectations for the future:

— Dad —

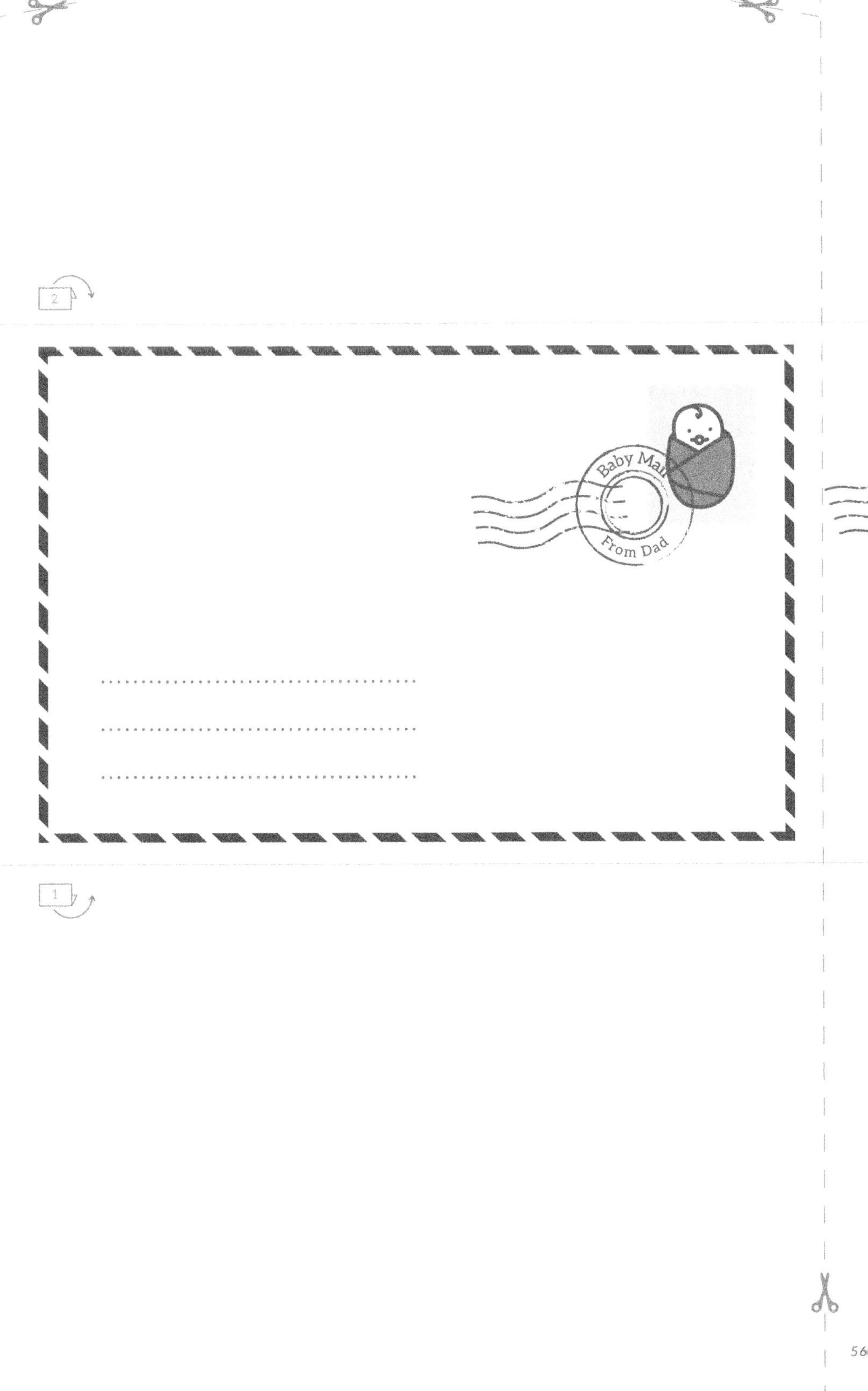

Baby Mail
From Dad

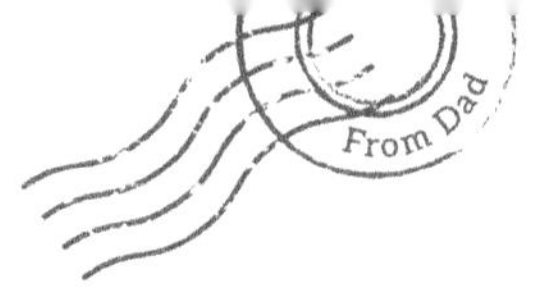
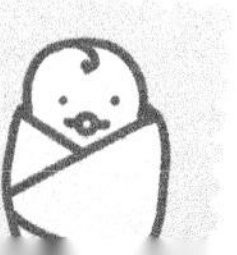
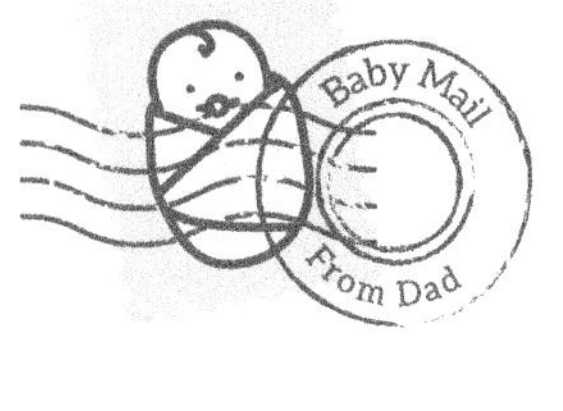
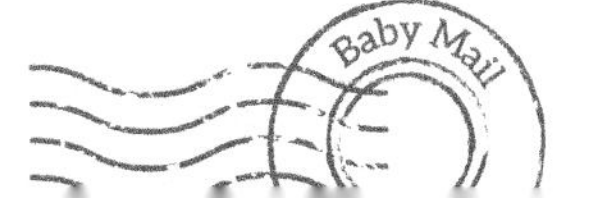

- Dad's Letters to Baby -

SECOND YEAR

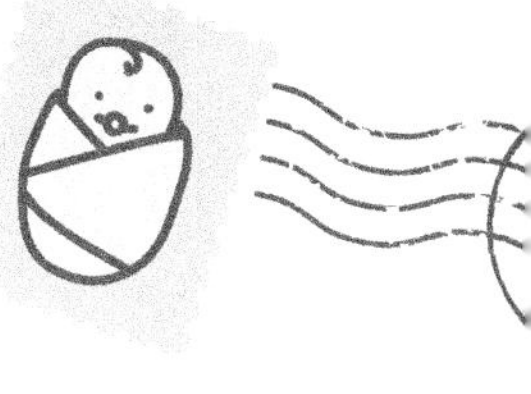
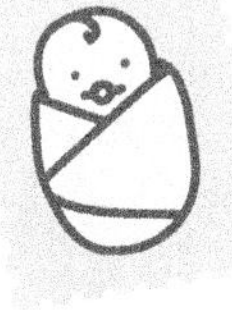
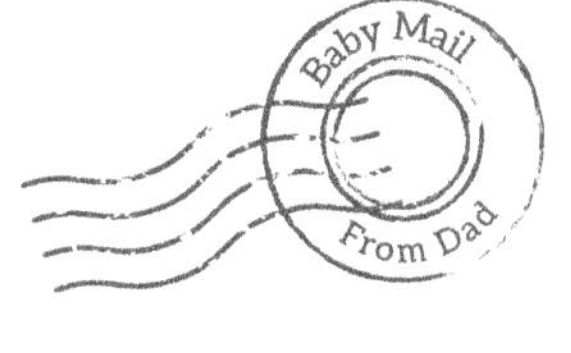

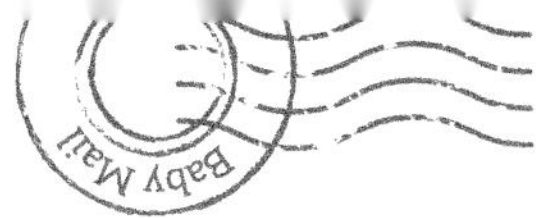
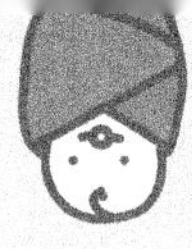
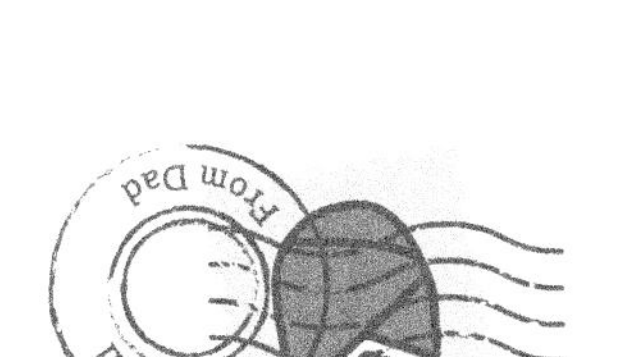
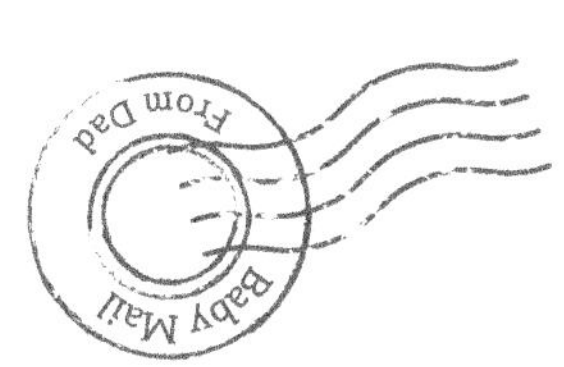
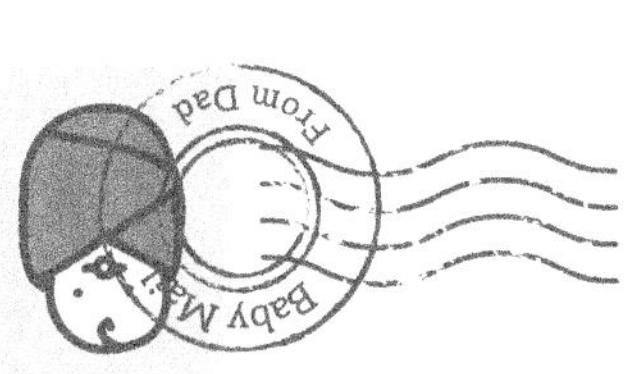
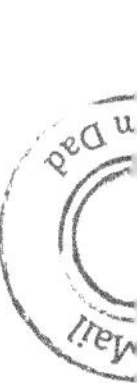
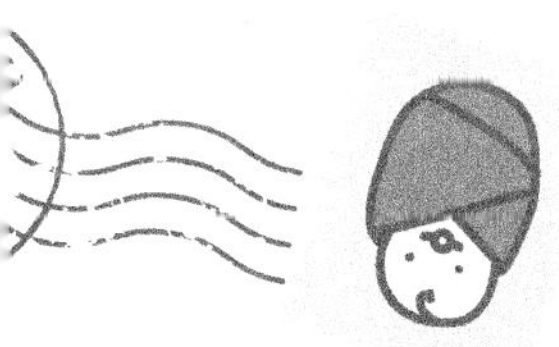
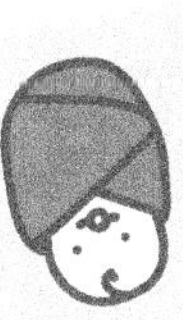
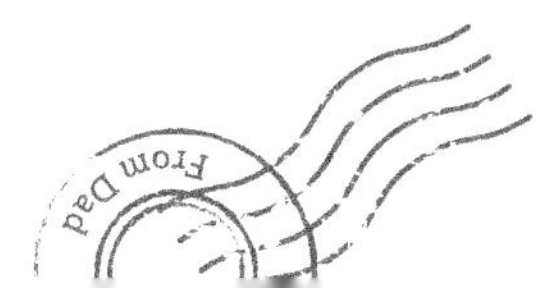

__ / __ / __

WE aRE a FaMily!

Hey baby, it's been more than a year since you made us a family! Having a family means so much: love, support, commitment, responsibility, bonding, learning, and so much more... Here is what makes our family so special to me:

— Dad —

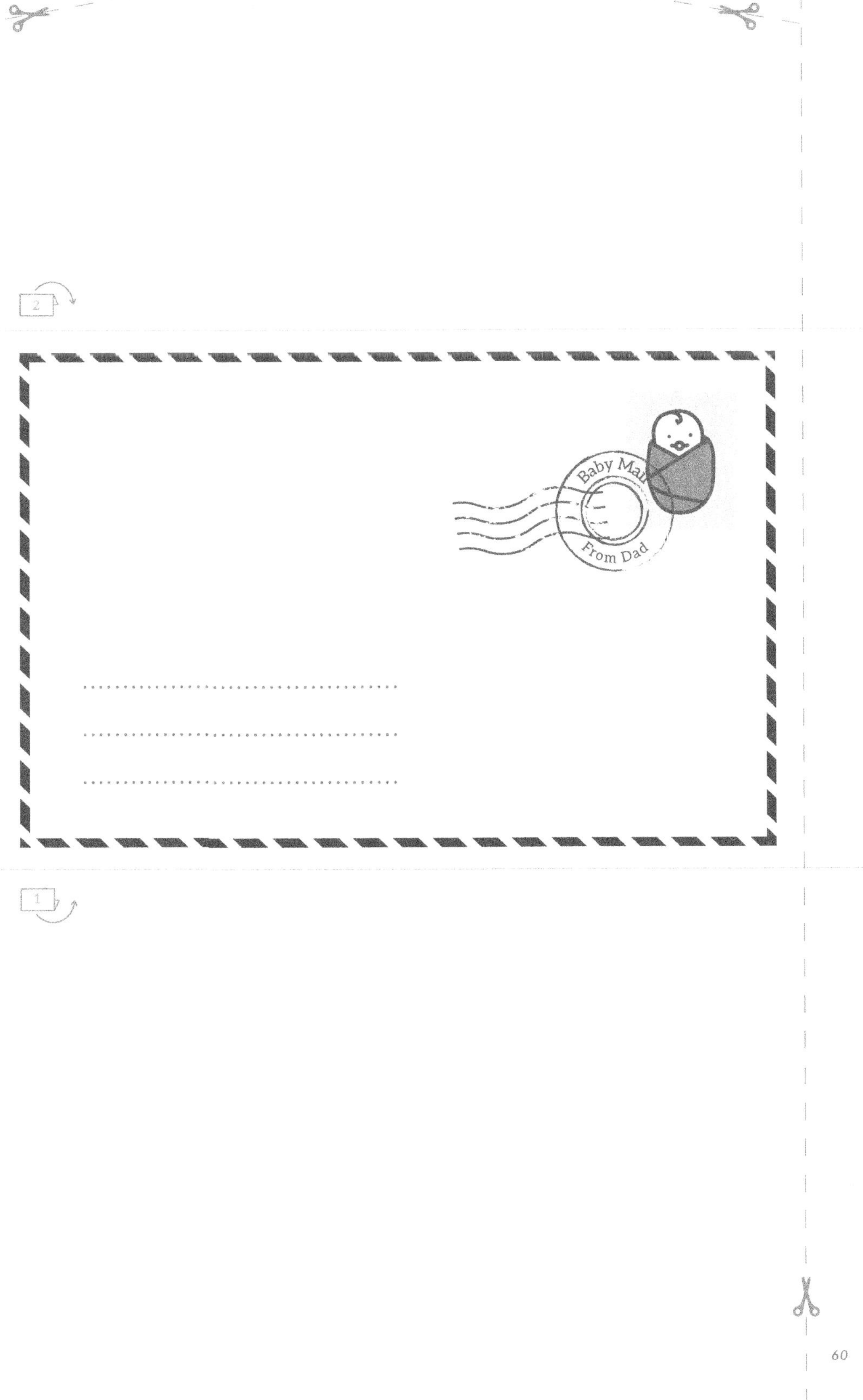
Baby Mail
From Dad

__ / __ / __

OUR home

Hey baby, most homes change after a baby arrives. The living room looks like a toy store. The fridge is filled with healthy food instead of leftover pizza. Mashed crackers are scattered everywhere... This is how our home has changed since you arrived:

....

....

....

....

....

....

....

....

....

....

....

....

....

— Dad —

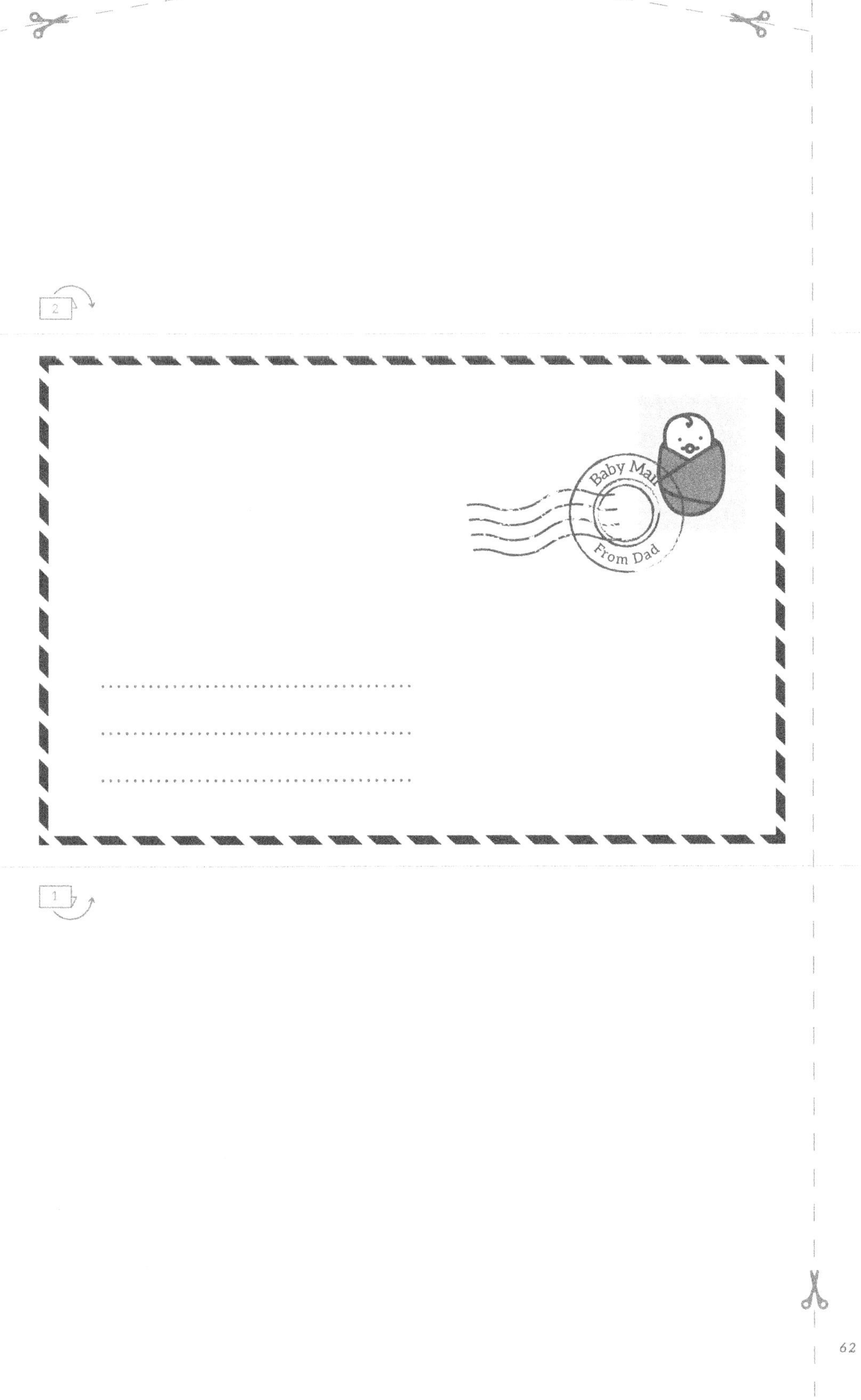
Baby Mail
From Dad

__ / __ / __

Dad and Baby Facts and Figures

Hey baby, here are some basic facts and figures about you and me:

FAVORITE FOOD

yours	
mine	

BEST BUD

yours	
mine	

PREFERRED TOY

yours	
mine	

AVERAGE HOURS OF SLEEP AT NIGHT

yours	
mine	

NUMBER OF POOPS PER DAY

yours	
mine	

— Dad —

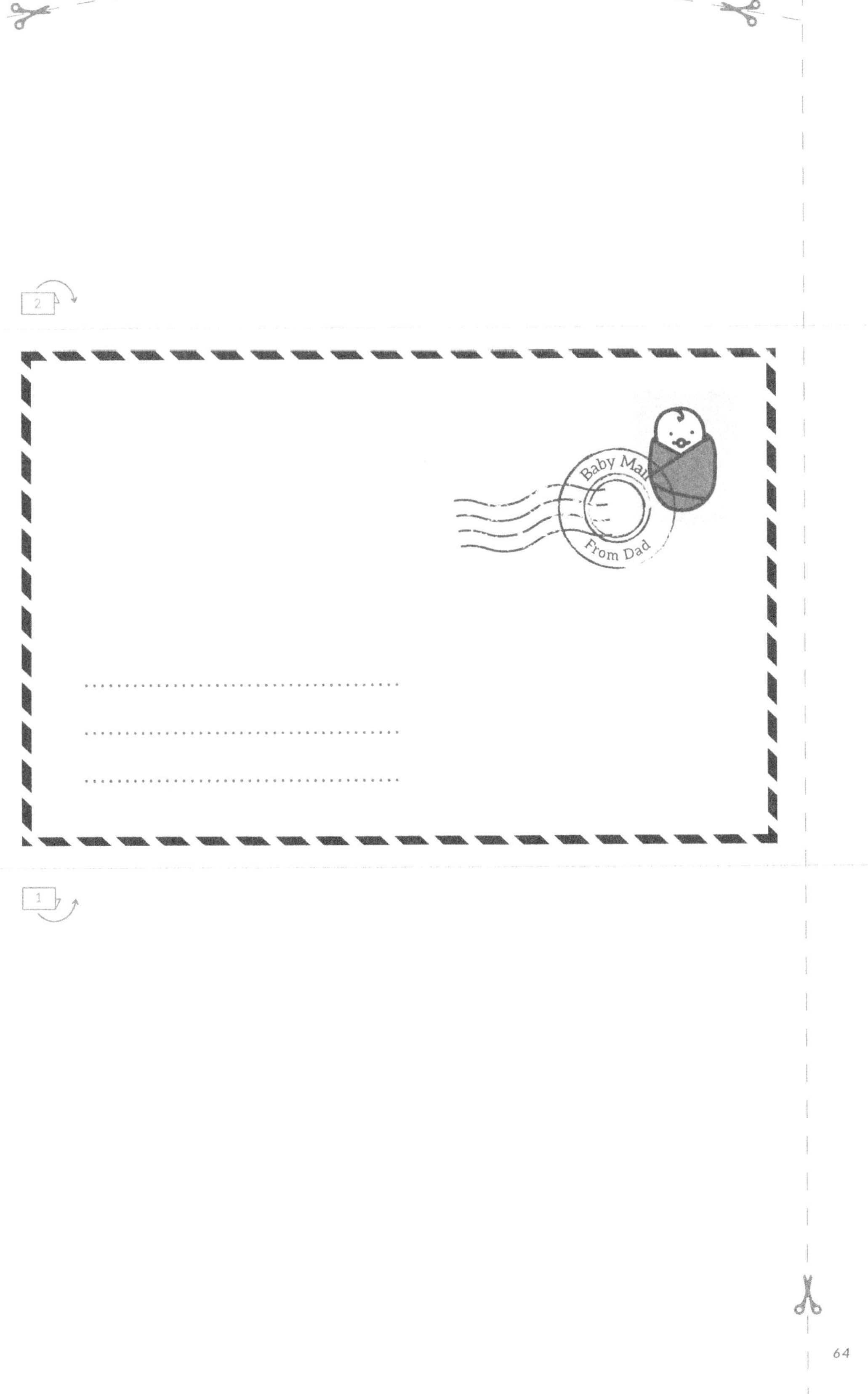

Baby Mail
From Dad

__ / __ / __

SPENDING TIME TOGETHER

Hey baby, spending time with you is amazing as you get bigger! You're so much fun to play with, and I love being with you and watching you grow. Here are some of our favorite things to do together:

— Dad —

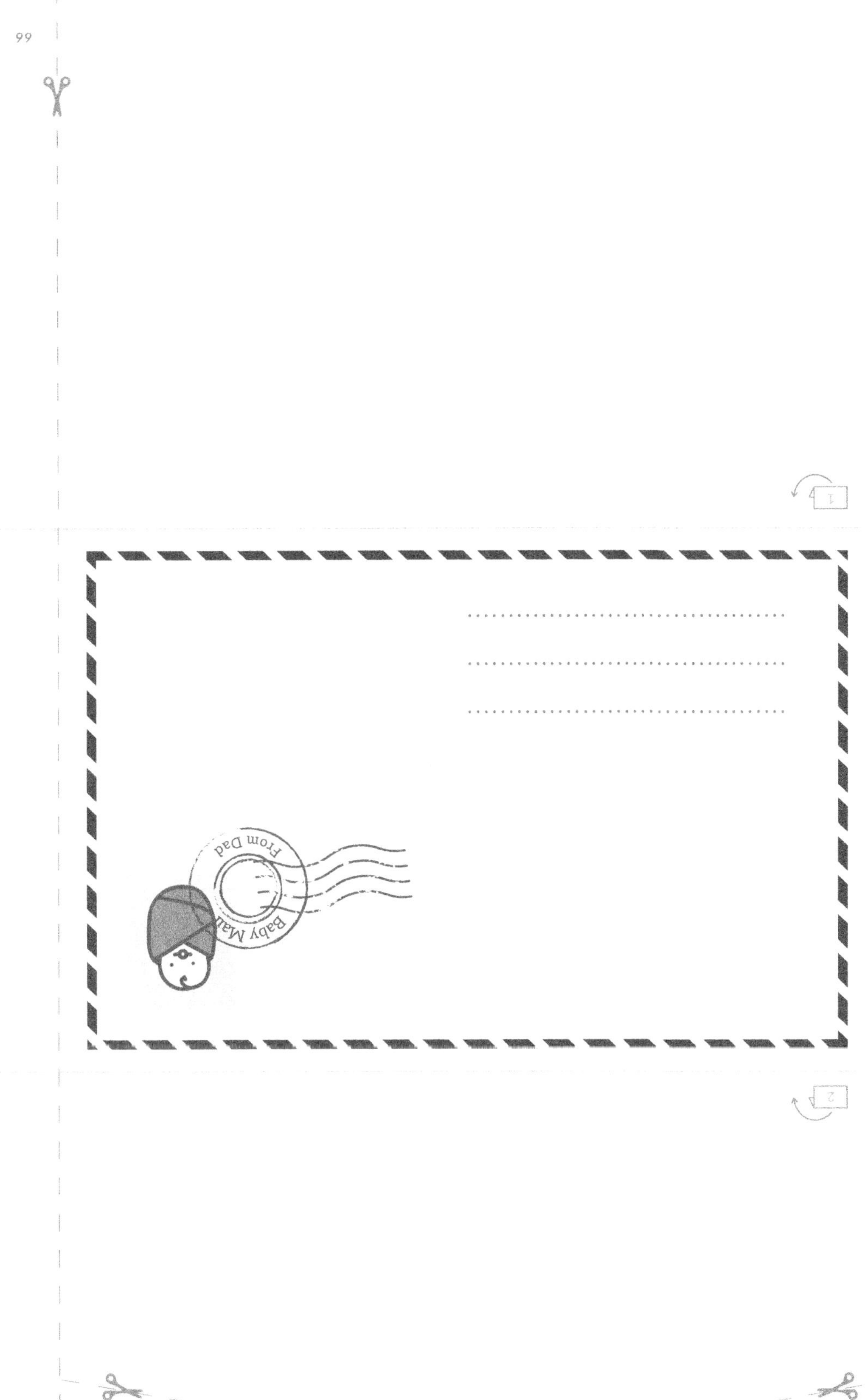

From Dad
Baby Mail

__ / __ / __

NOTE TO MY YOUNGER SELF

Hey baby, the past two years have taught me so much. Here are some tips and advice I would have given my younger self two years ago:

To always ....

....

To never ....

....

To not forget ....

....

To start as soon as possible to ....

....

To always carry around ....

....

When Baby cries nonstop, do this: ....

....

More advice to my younger self: ....

....

....

— Dad —

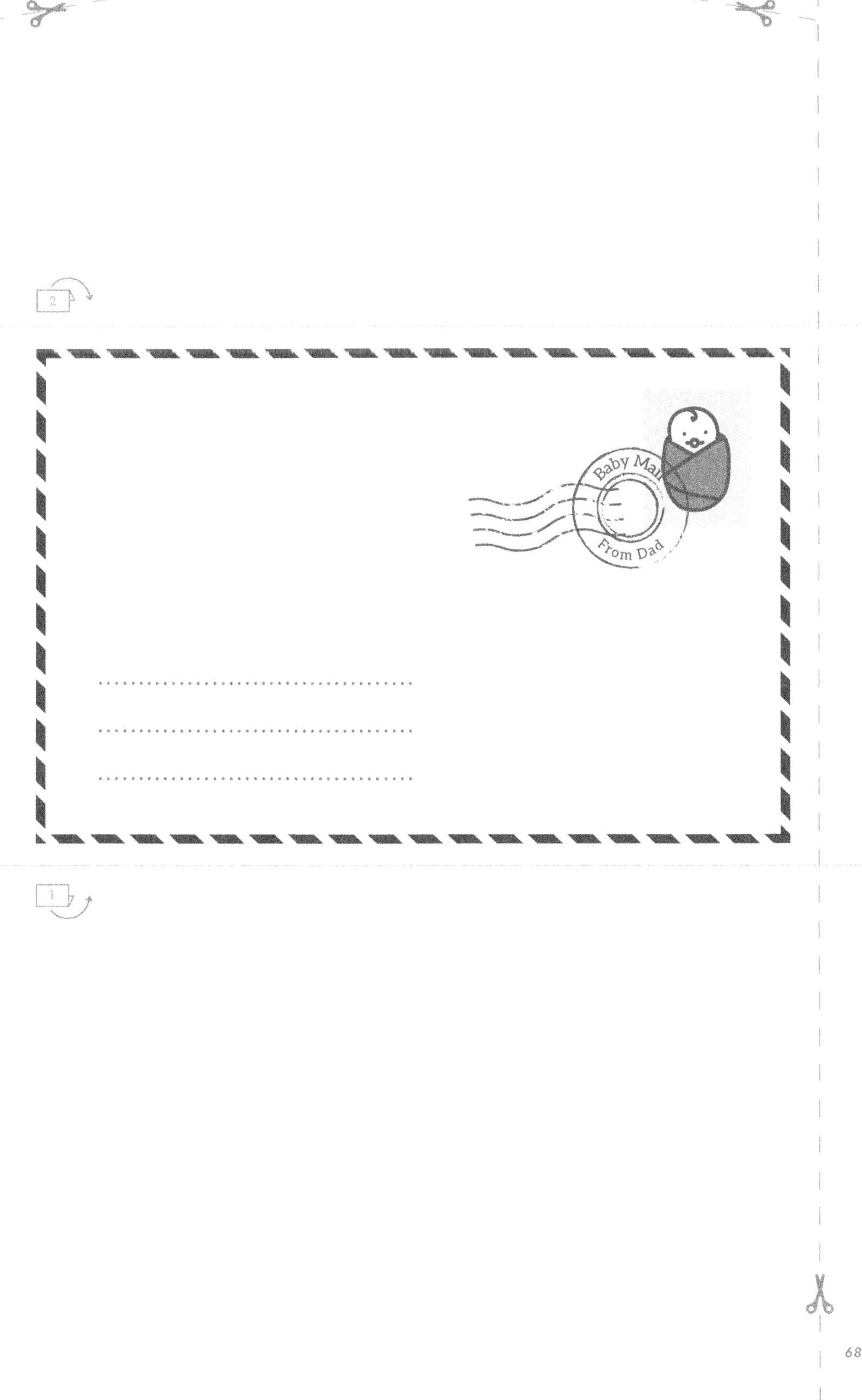

Baby Mail
From Dad

__ / __ / __

YOUR SECOND BIRTHDAY!

Hey baby, you are two years old! You are funny, smart, and adorable. Here's how we celebrated your second birthday:

— Dad —

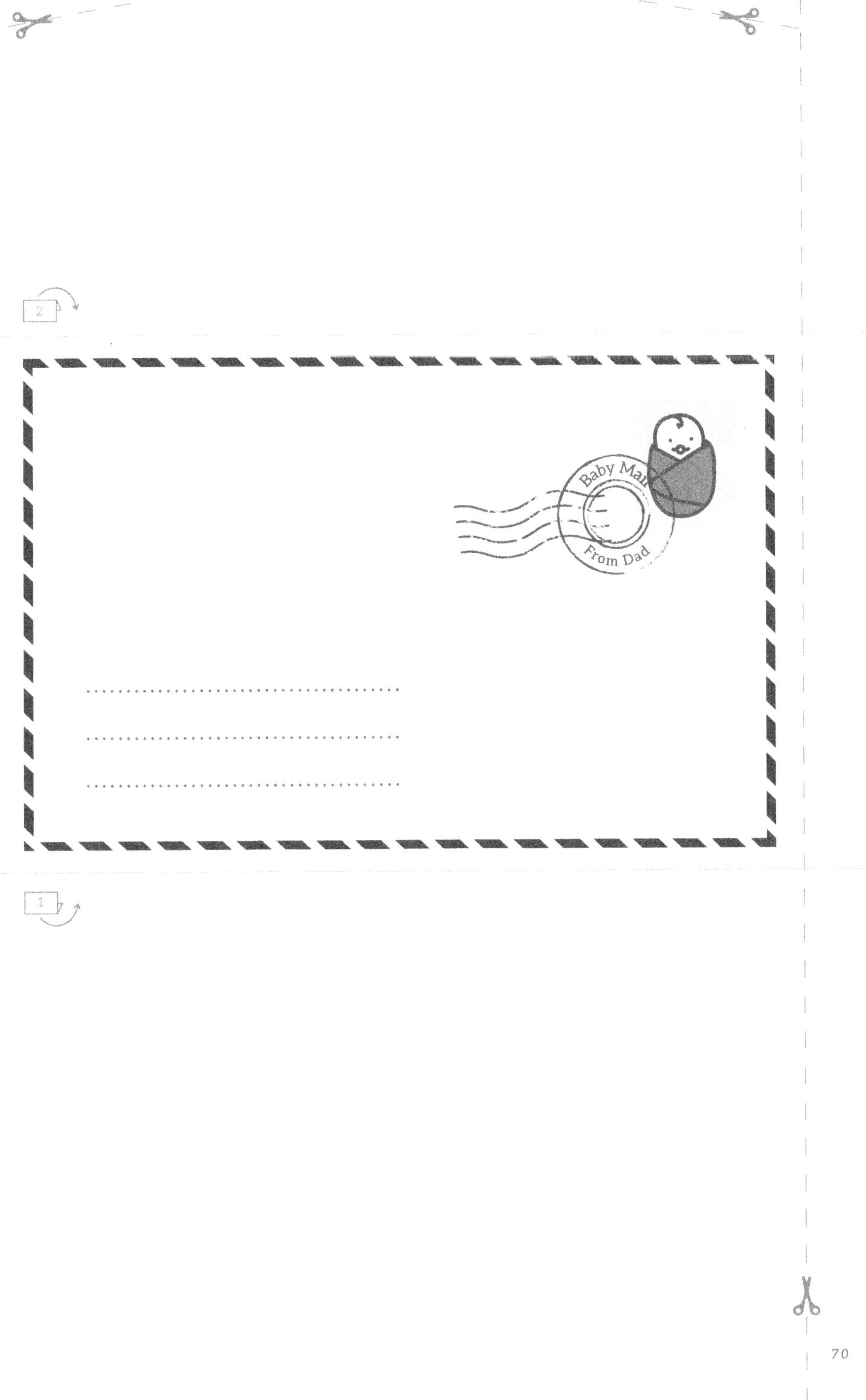
Baby Mail
From Dad

__ / __ / __

MY SECOND YEAR
AS YOUR DADDY!

Hey baby, it's been two years since I became your father. I have had an incredible time with you! Here are a few highlights from my second year as your Daddy:

— Dad —

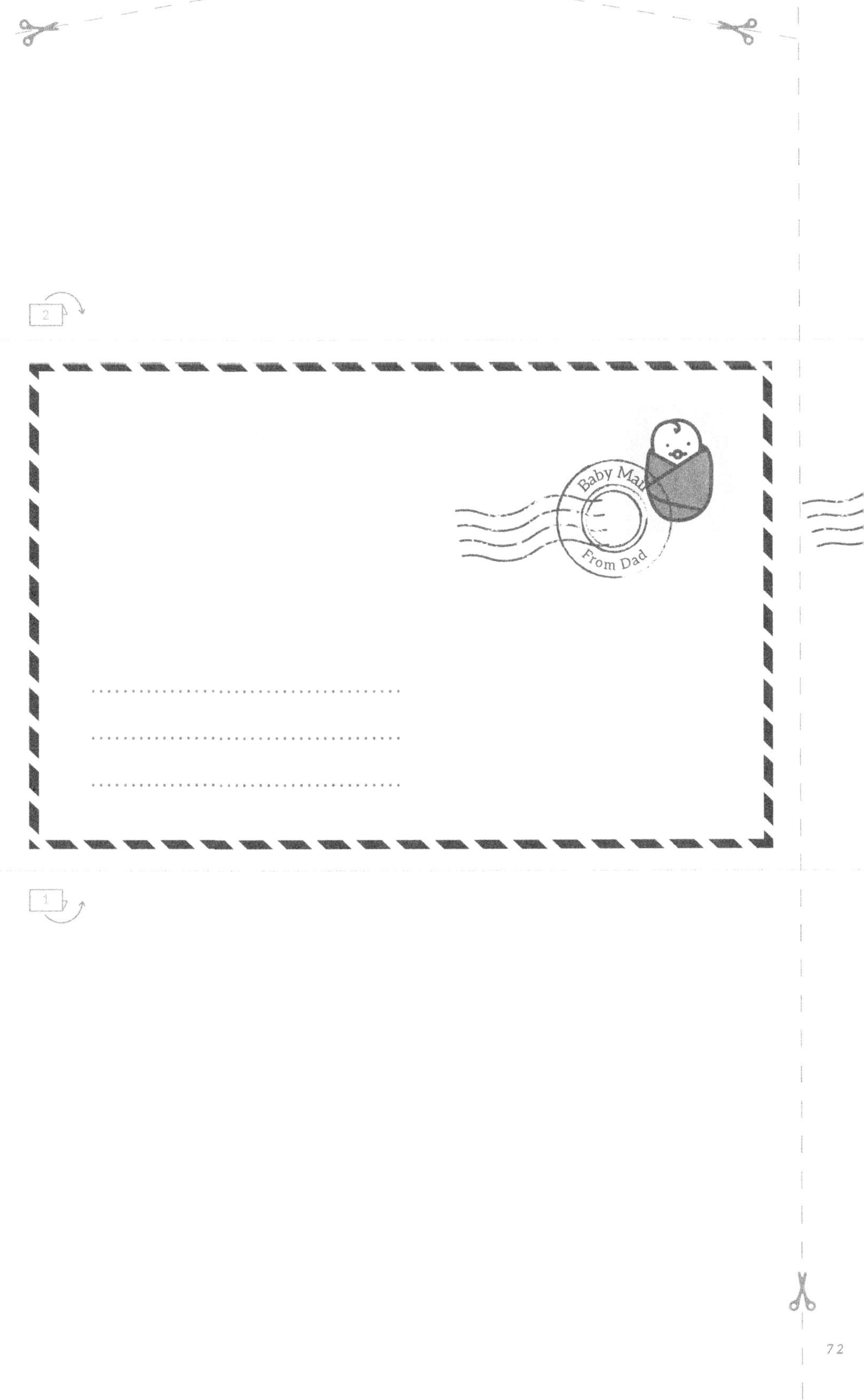
Baby Mail
From Dad

- Dad's Letters to Baby -

ThiRd YeaR

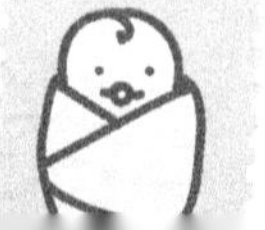
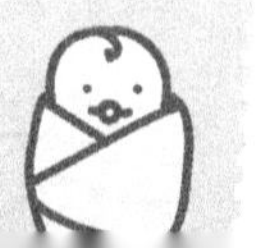
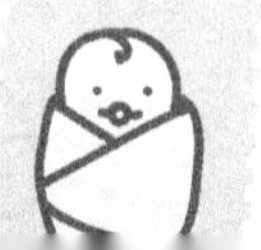
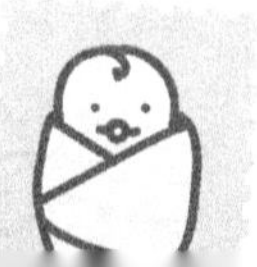
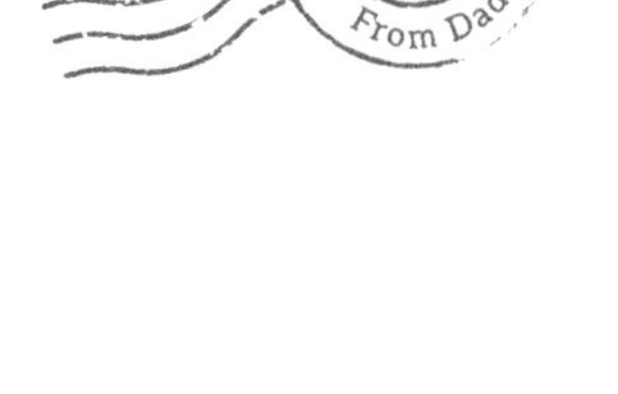
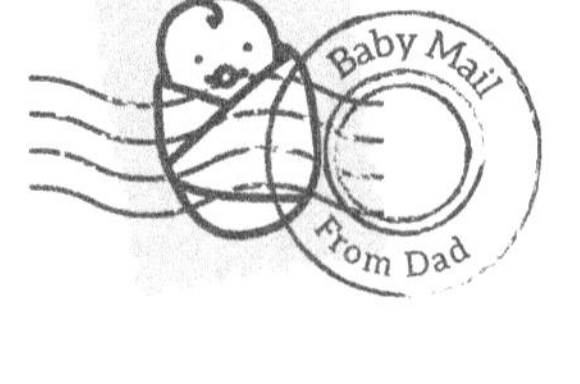
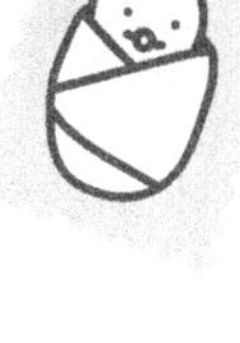
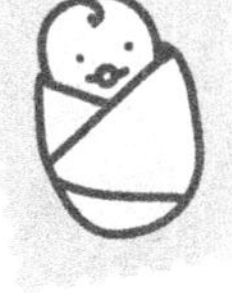
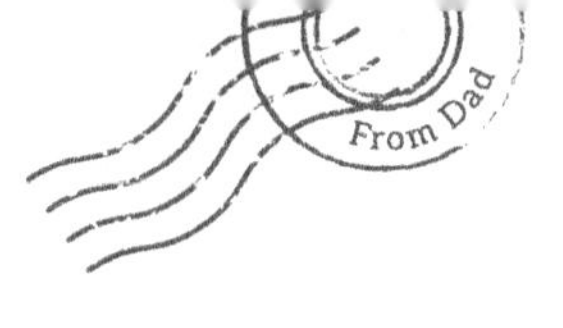
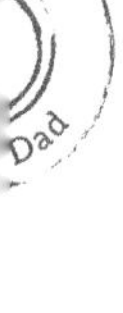

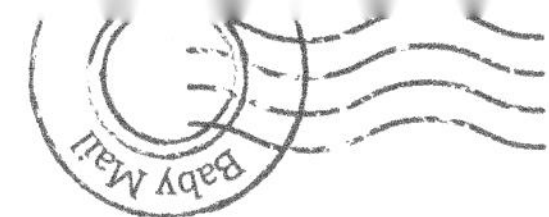
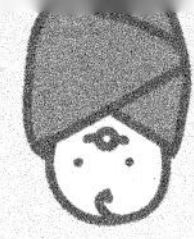
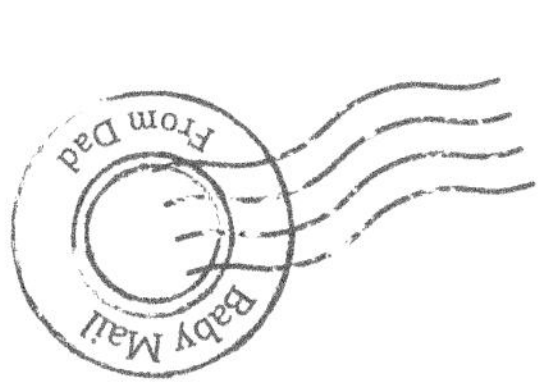
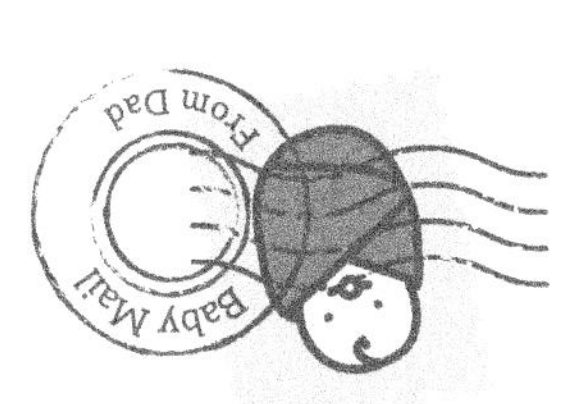
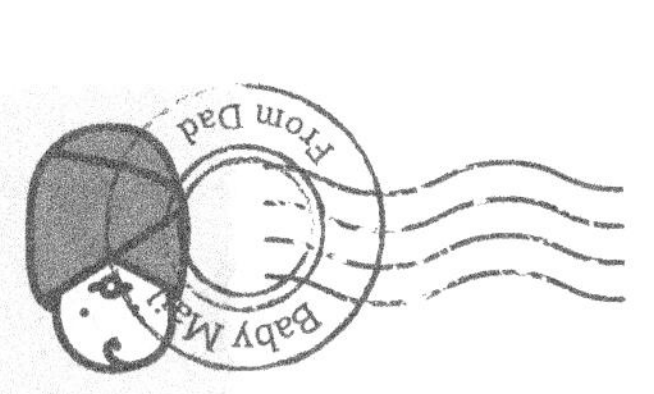
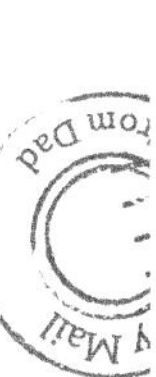
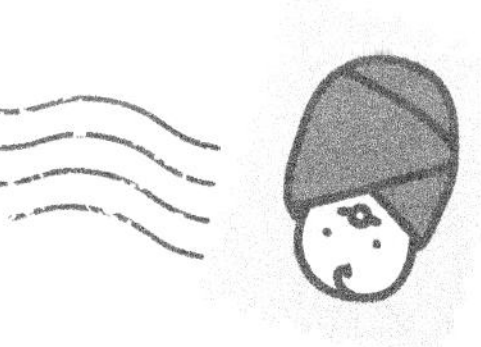
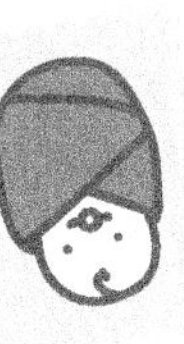
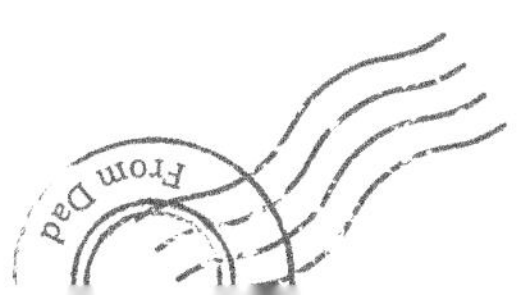

__ / __ / __

PLANS FOR US

Hey baby, I have so many plans for you and me. Our adventures together are just around the corner! This is my list of things I want us to do together:

— Dad —

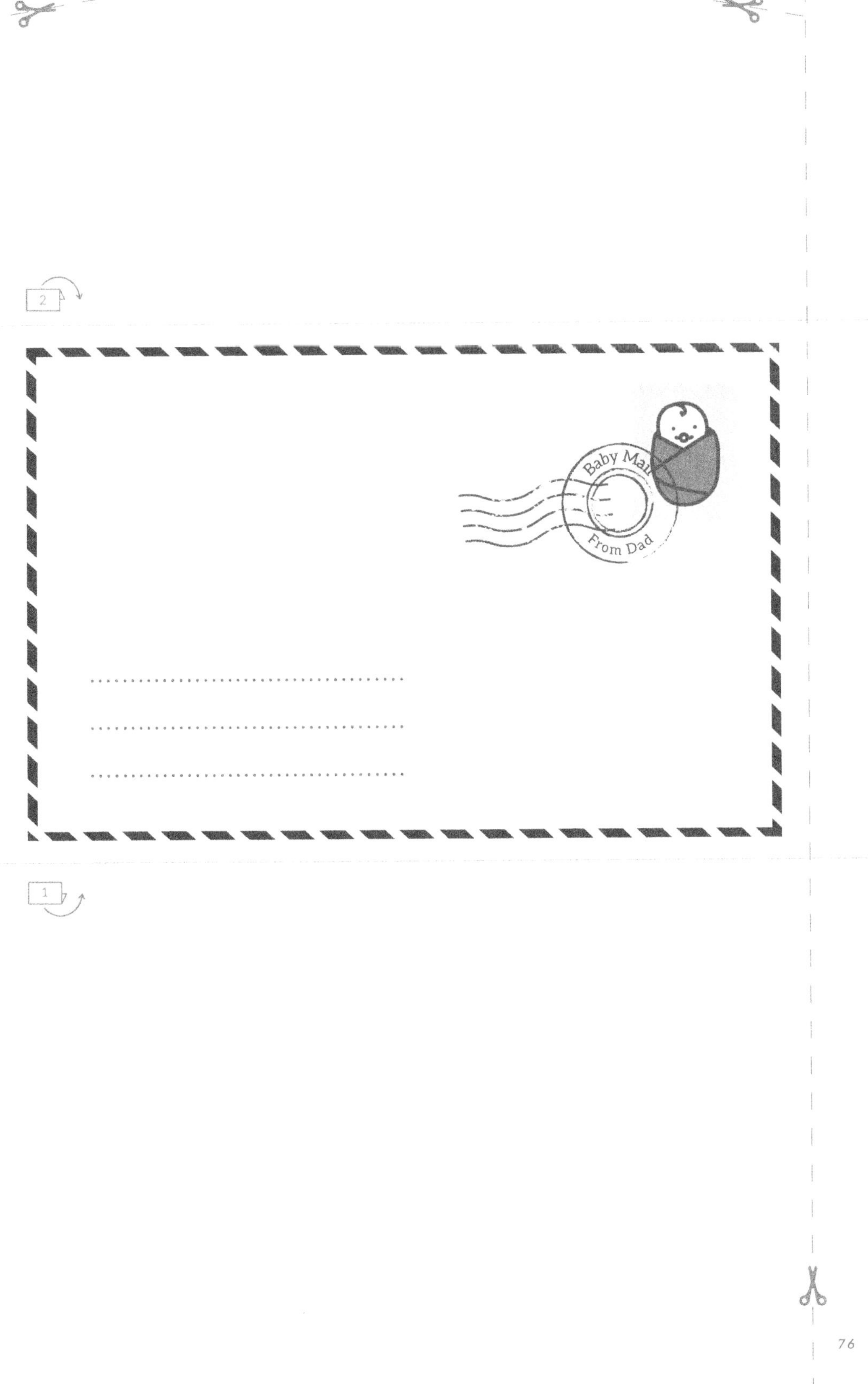

Baby Mail
From Dad

__ / __ / __

IT'S NOT always easy being a PARENT

Hey baby, let me be honest: parenting isn't always easy! Sometimes it can be exhausting, stressful, or even nerve-wracking. Here are some not-so-pretty moments, struggles, and challenges I've had as a parent:

— Dad —

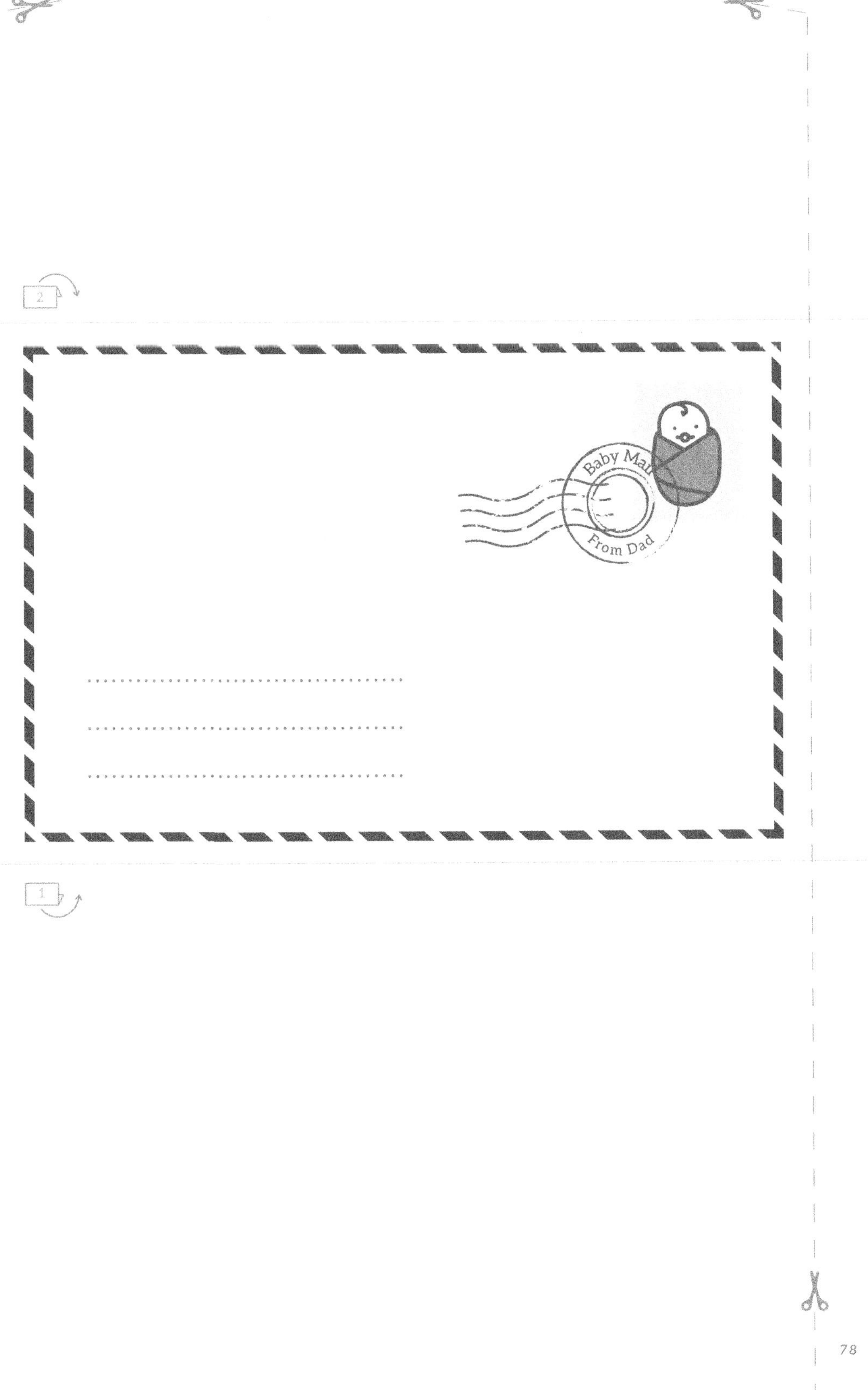
Baby Mail
From Dad

__ / __ / __

25 YEARS FROM NOW...

Hey baby, *imagining you 25 years from now is exciting. In what city will you live? Which sports will you play? How will you spend your free time? Let me try to guess!*

25 years from now:

The city you will live in is: ....

Your field of work will be: ....

Your favorite pastime or hobby will be: ....

Will you be a pet owner? ....

Will you play sports? Which ones? ....

Here are some more guesses about you: ....

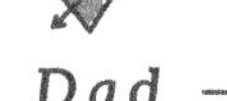

— *Dad* —

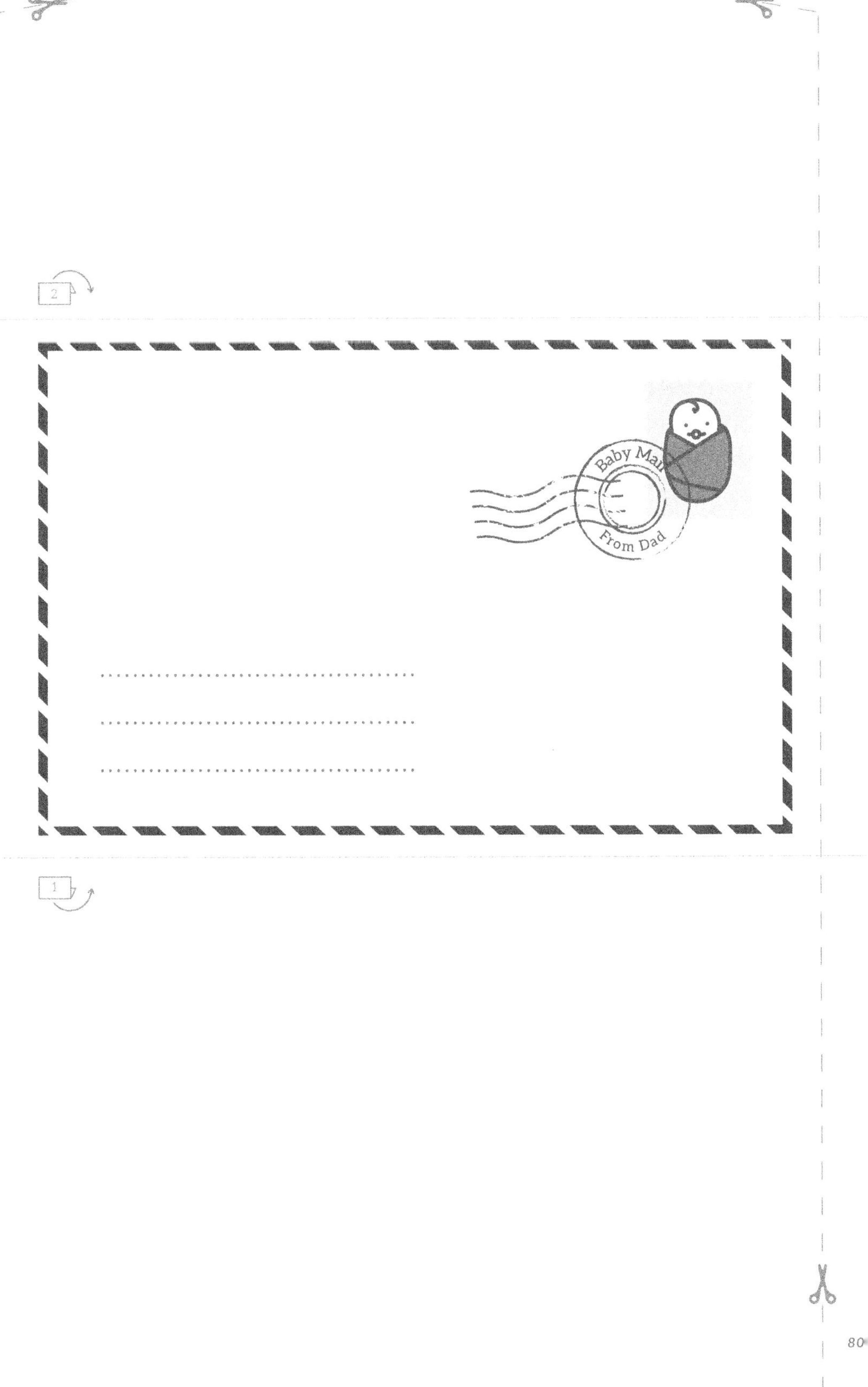
Baby Mail
From Dad

__ / __ / __

YOU'RE a TOddlER!

Hey baby, you're not a baby anymore! You're walking around, you're talking, you're funny, you understand everything... Here are some magical moments from your toddler life:

— Dad —

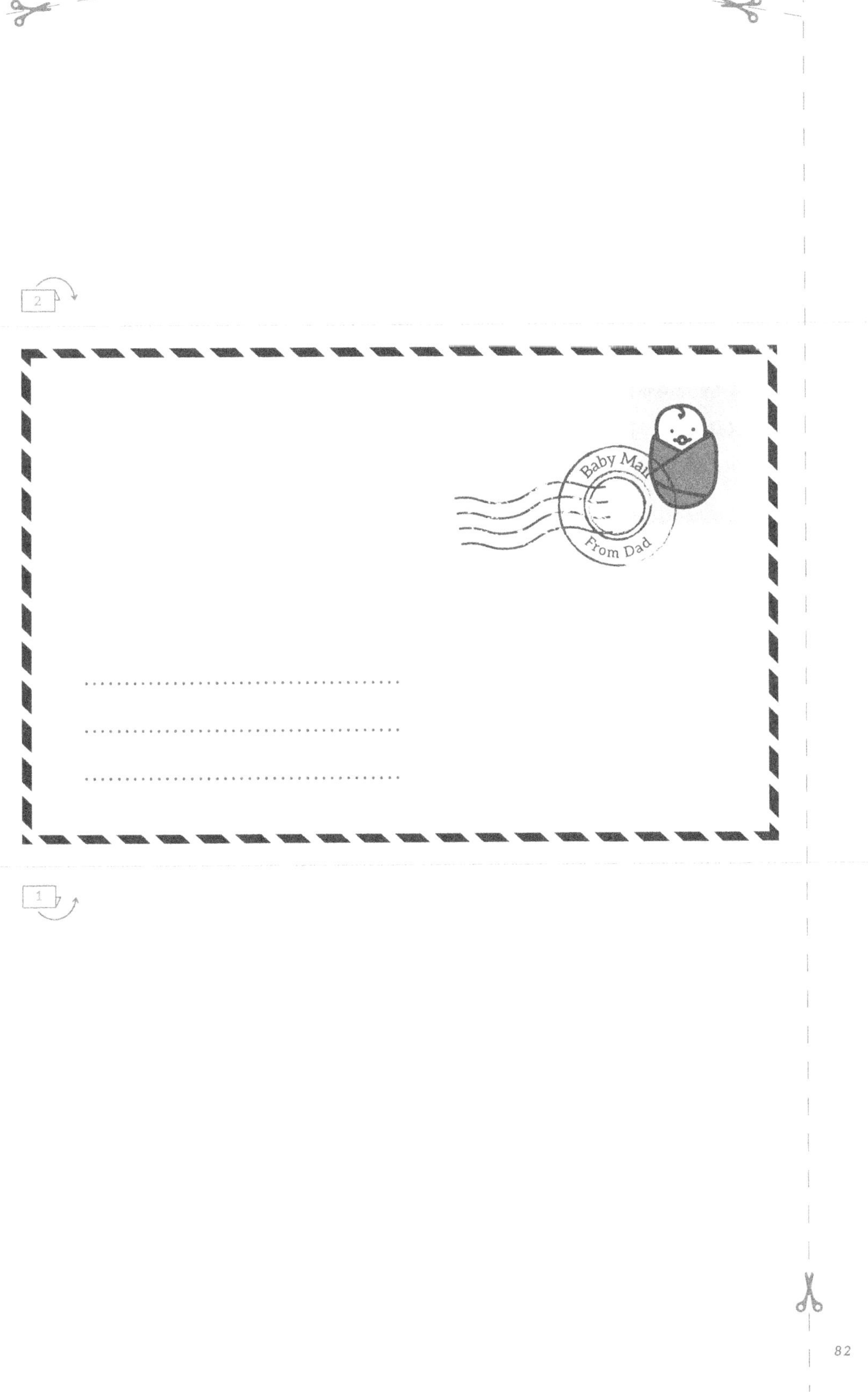
Baby Mail
From Dad

__ / __ / __

What I've learned

Hey baby, being your father has taught me a lot about parenthood, life, priorities, challenges, family, love, responsibility, and so much more. It has also taught me about myself. Here are some of the things I've learned:

— Dad —

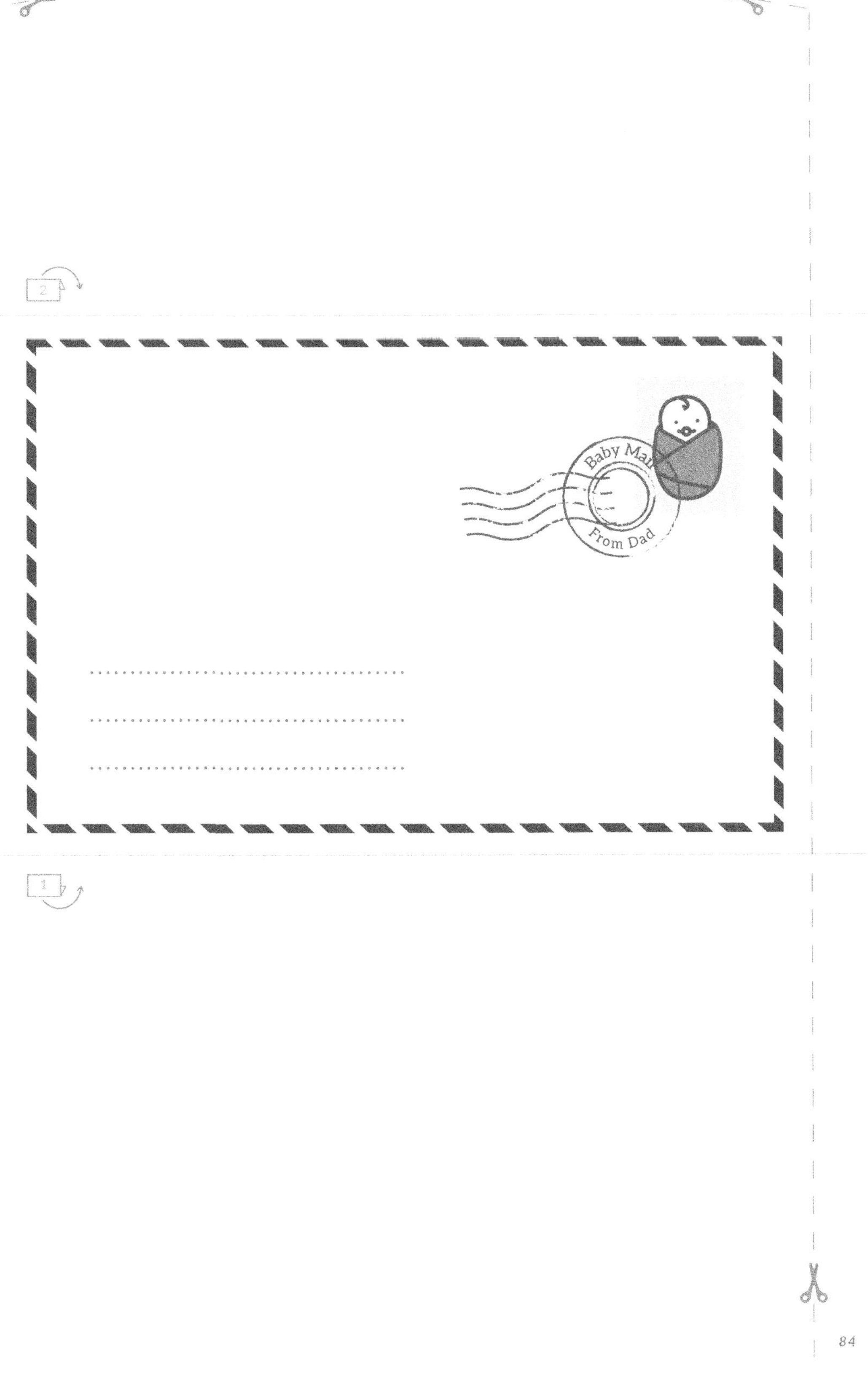
Baby Mail
From Dad

__ / __ / __

YOUR THiRd BiRThdAY!

Hey baby, you are three years old!
I can't believe how big you are.
This is how we celebrated your third birthday:

— Dad —

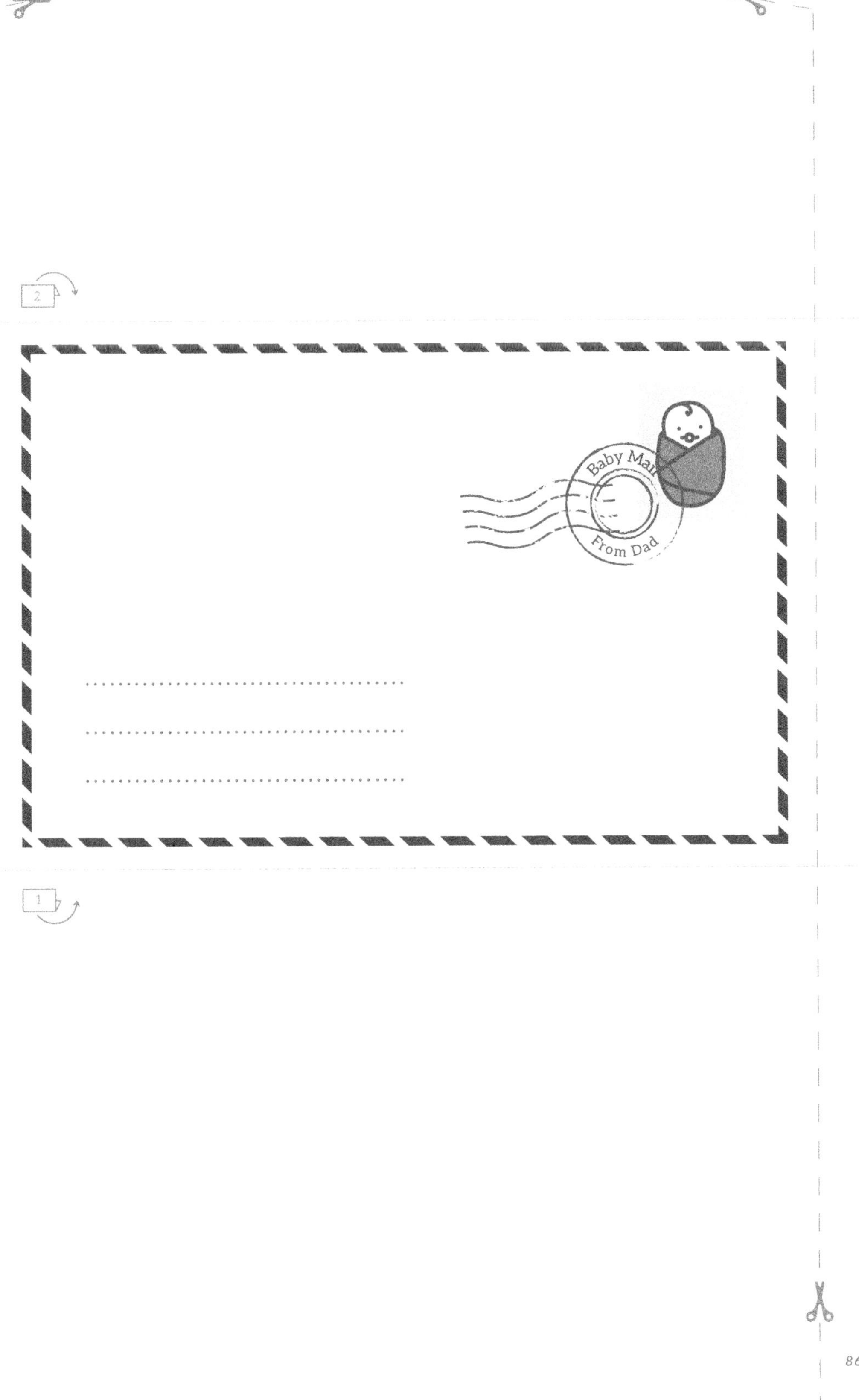

Baby Mail
From Dad

__ / __ / __

My Third Year as Your Daddy!

Hey baby, it's been three years since you were born and made me your father. I'm a veteran dad now! I have had an incredible time with you. Here are a few highlights from my third year as your father:

— Dad —

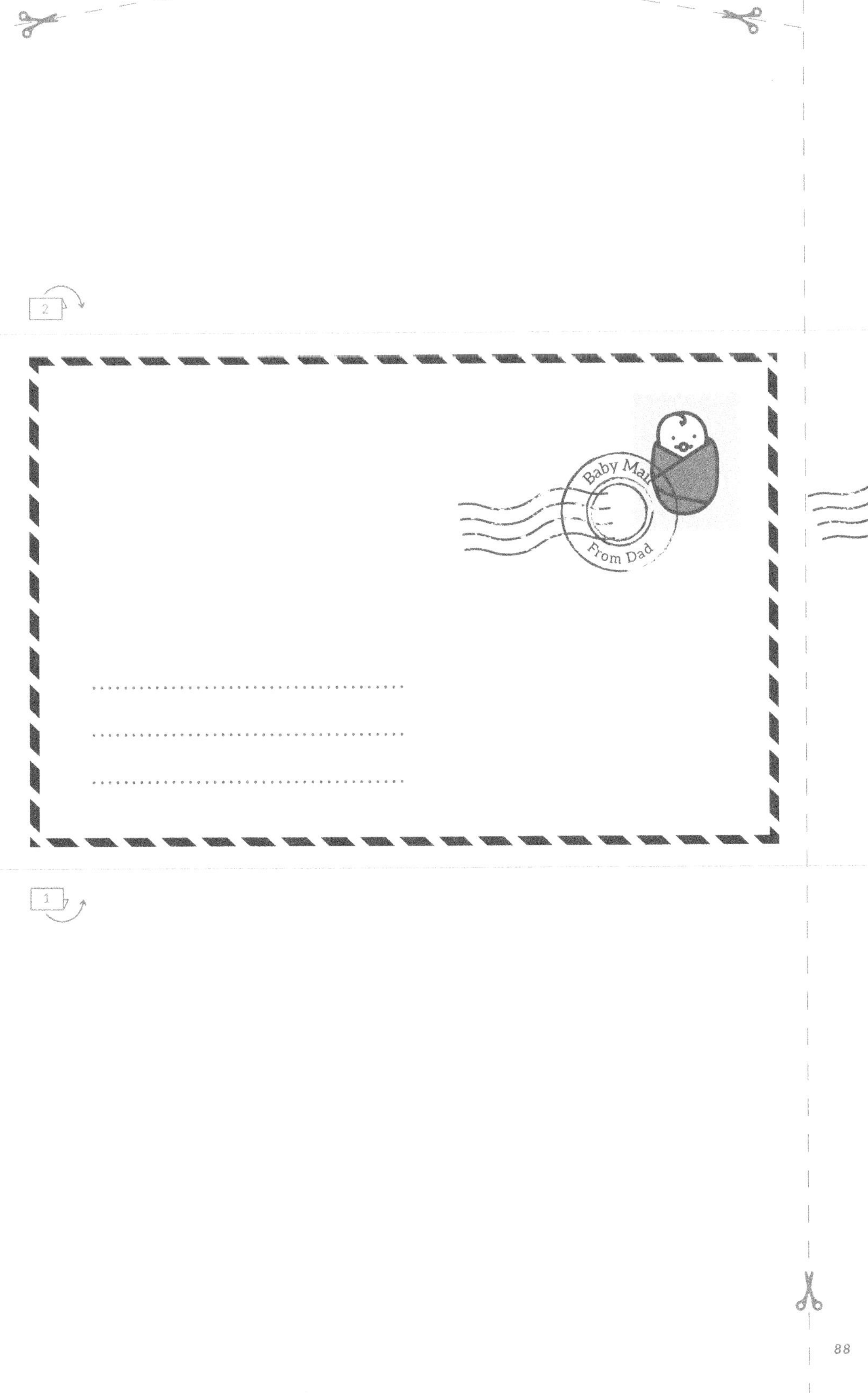
Baby Mail
From Dad

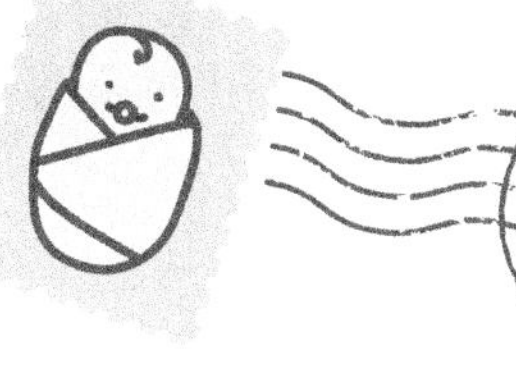
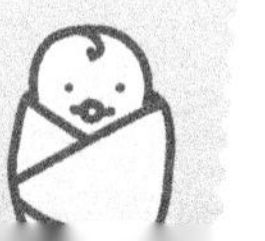
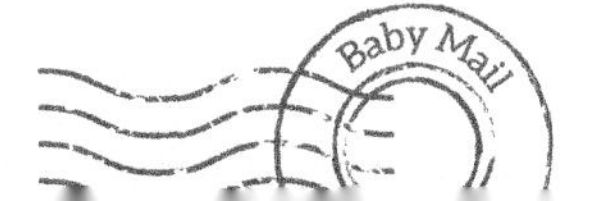
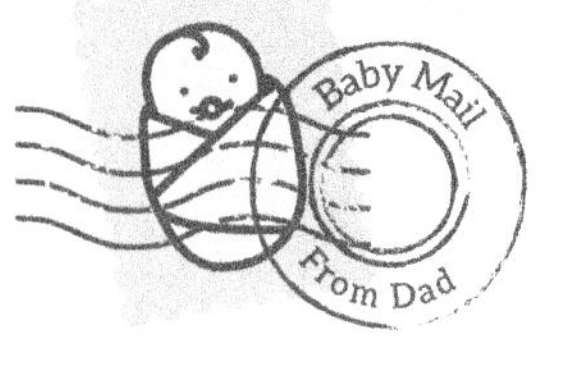

- *More Letters from Dad* -

FOR USE AT
ANY TIME

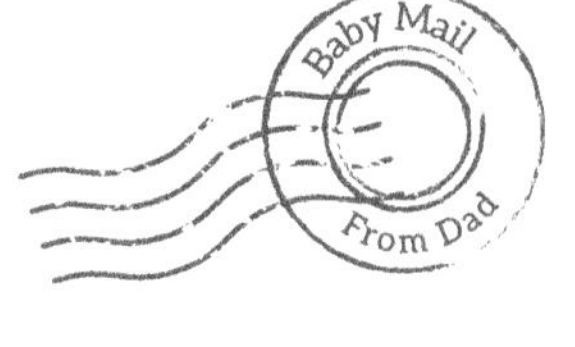
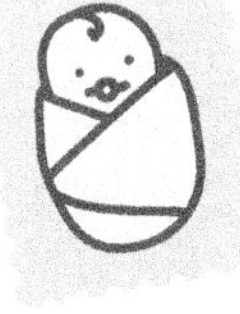
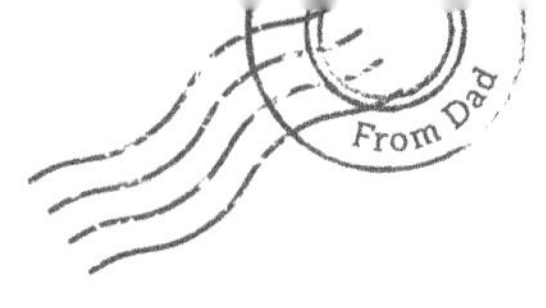

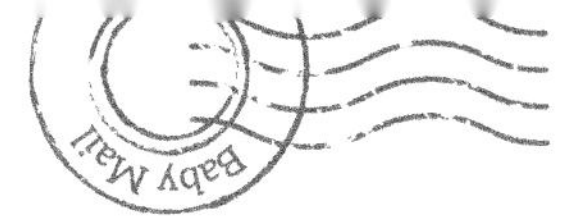
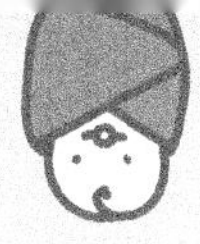
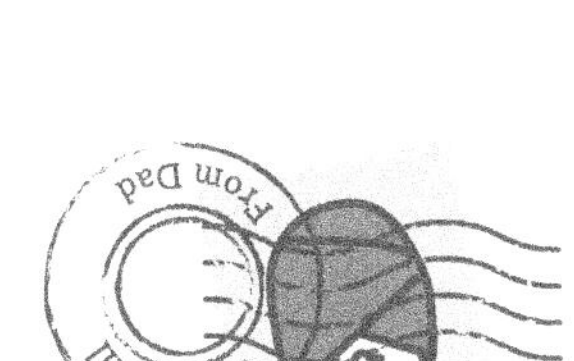
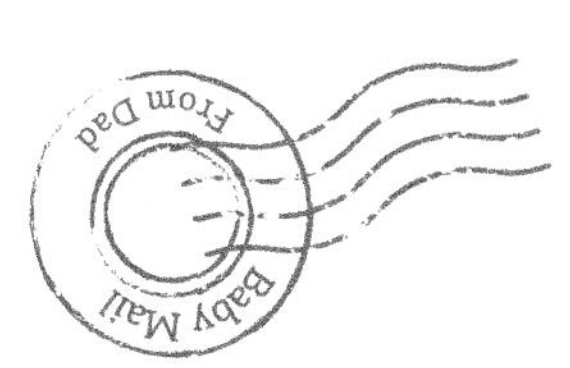
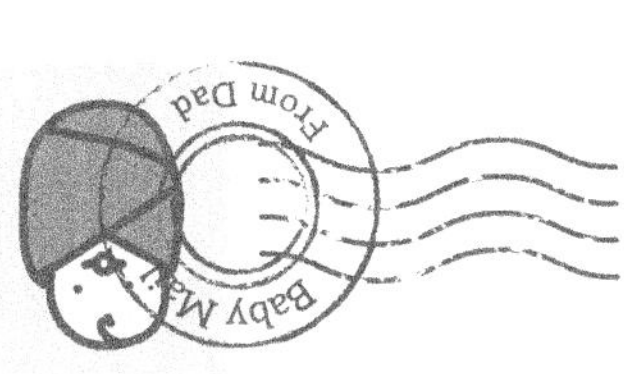
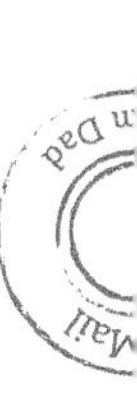
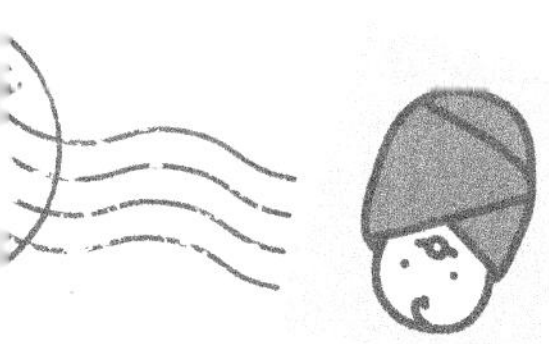
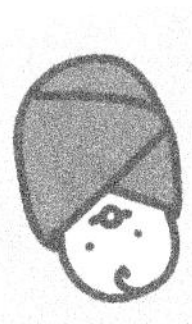
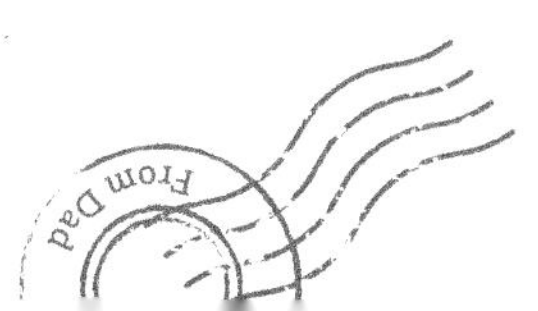

__ / __ / __

IT'S TIME FOR
a special letter

Hey baby,

— Dad —

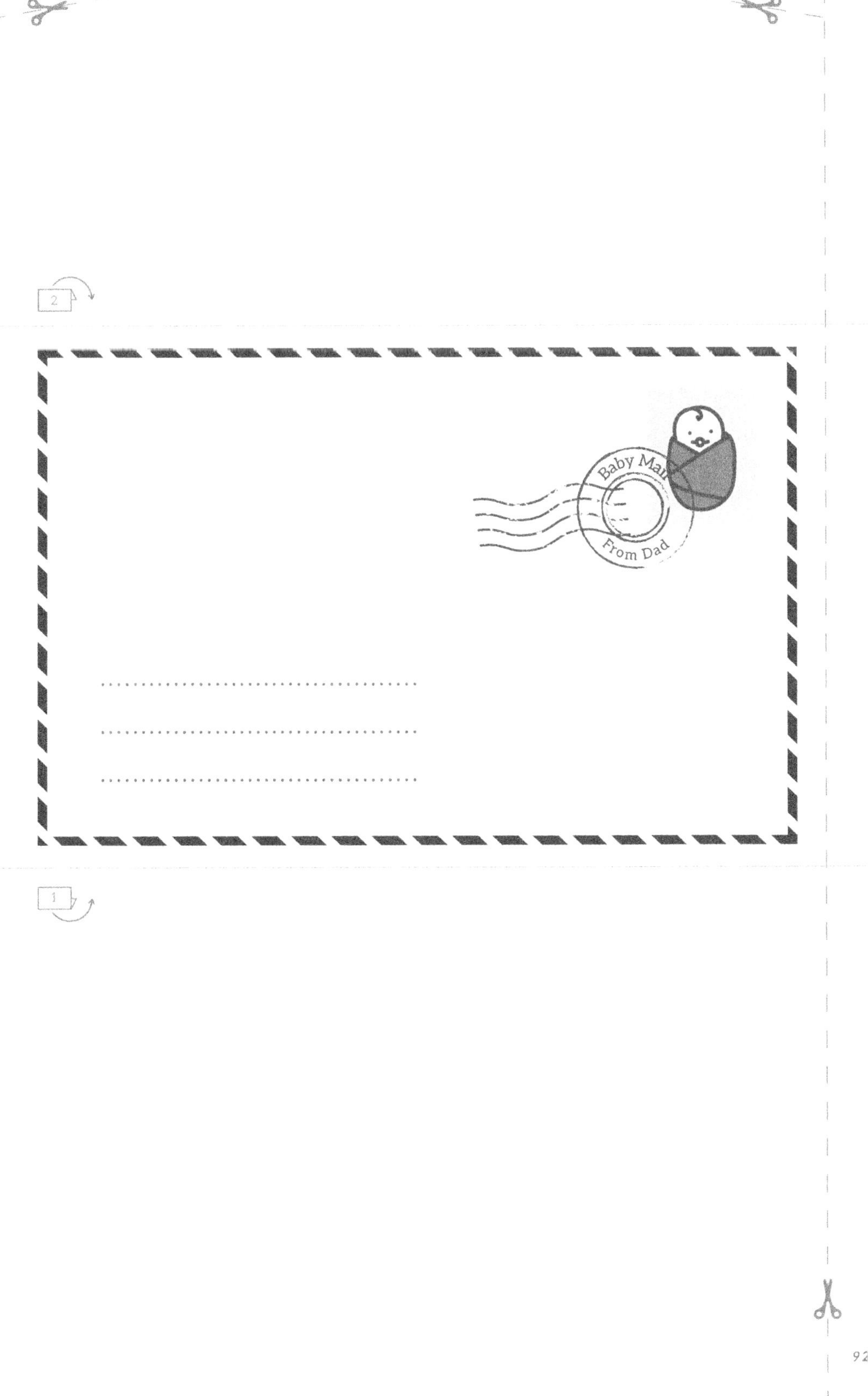

Baby Mail
From Dad

__ / __ / __

I'M SO PROUD OF YOU!

Hey baby,

— Dad —

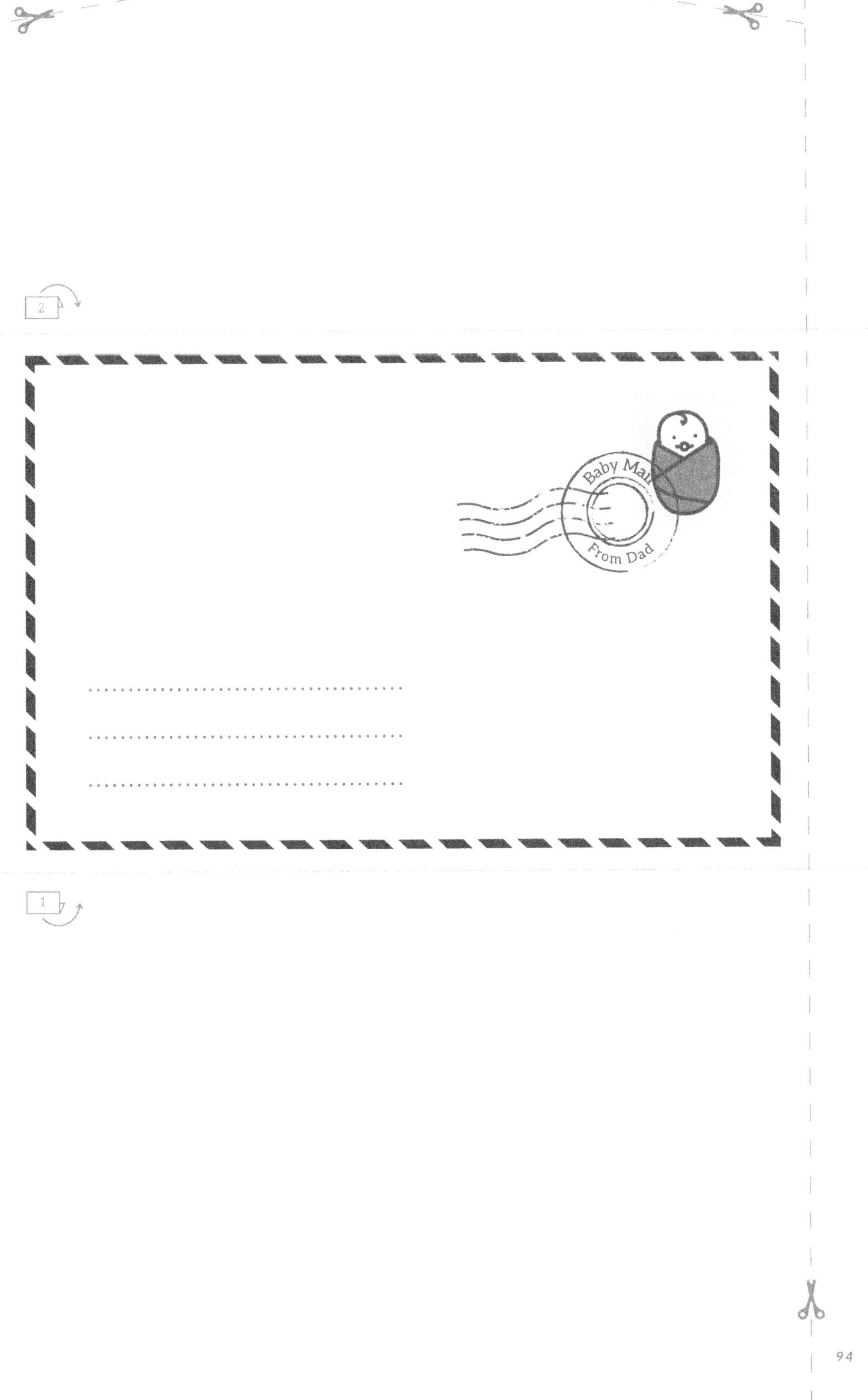
Baby Mail
From Dad

__ / __ / __

Dad's advice

Hey baby,

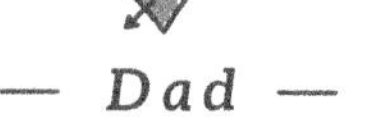

— Dad —

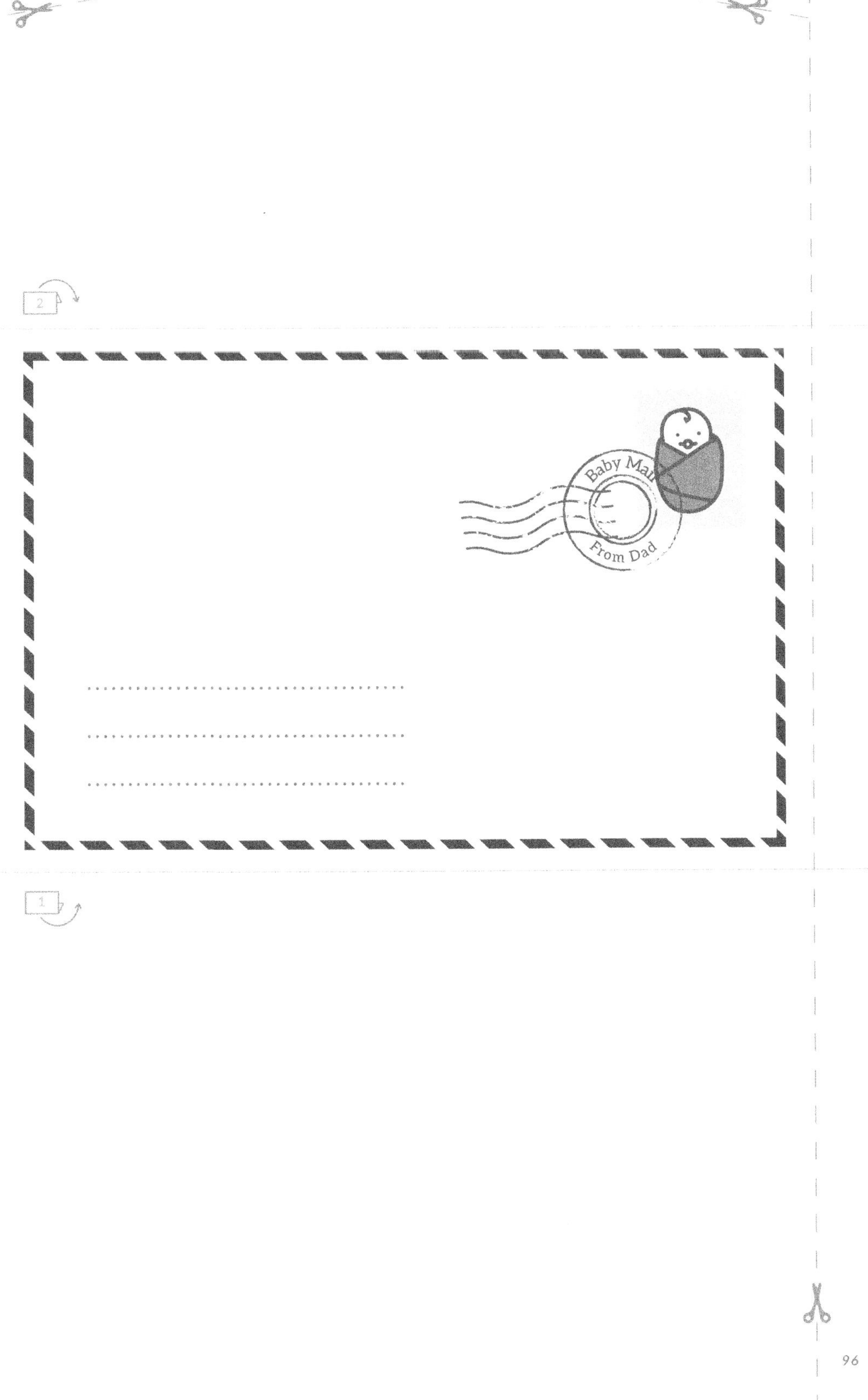
Baby Mail
From Dad

__ / __ / __

LETTER FOR A
VERY SPECIAL OCCASION

Hey baby,

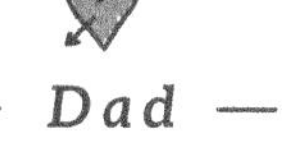

— Dad —

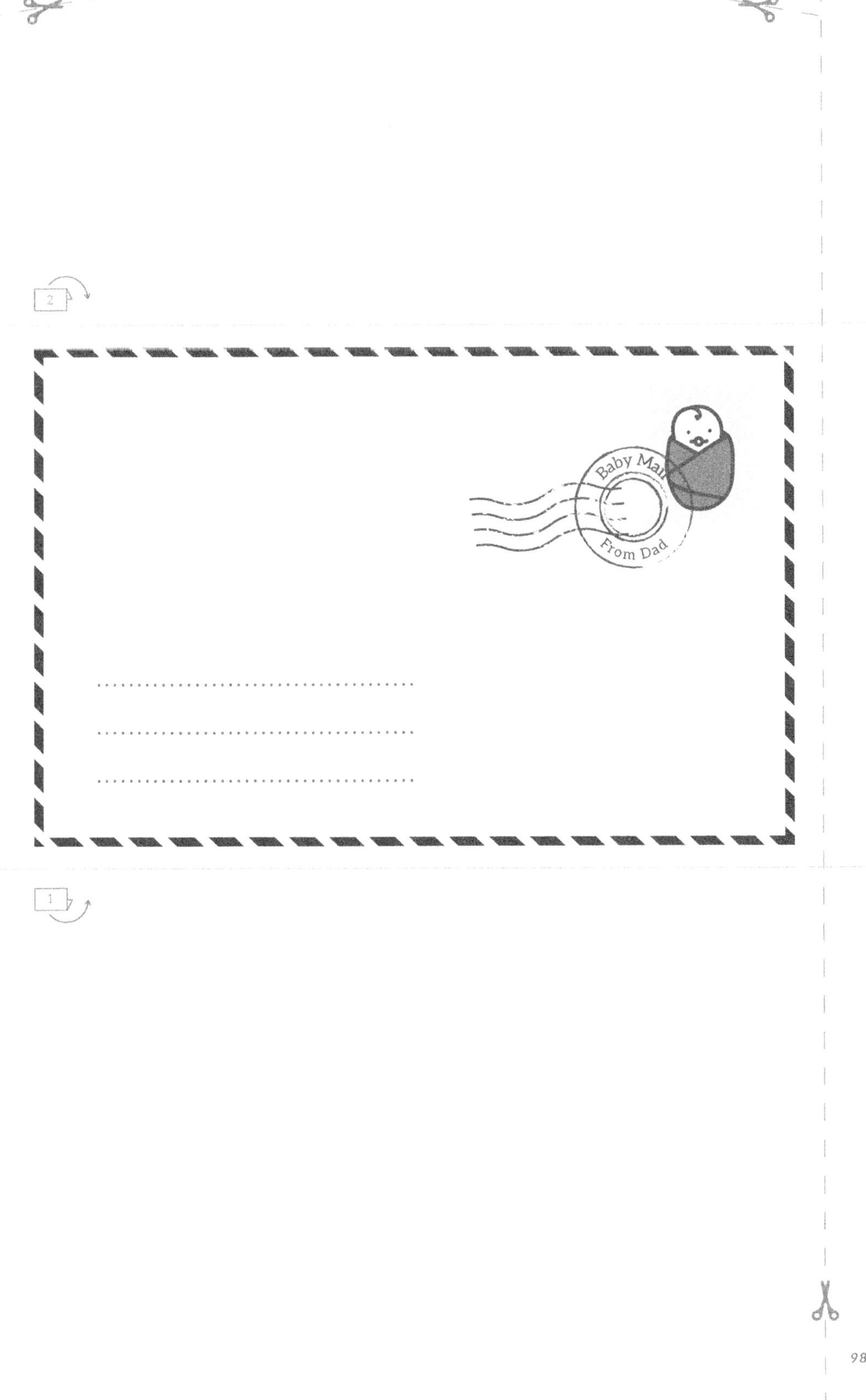
Baby Mail
From Dad

__ / __ / __

WE JUST SPENT AN AMAZING day TOGETHER!

Hey baby,

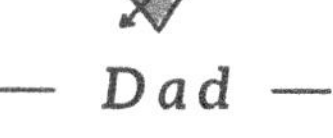

— *Dad* —

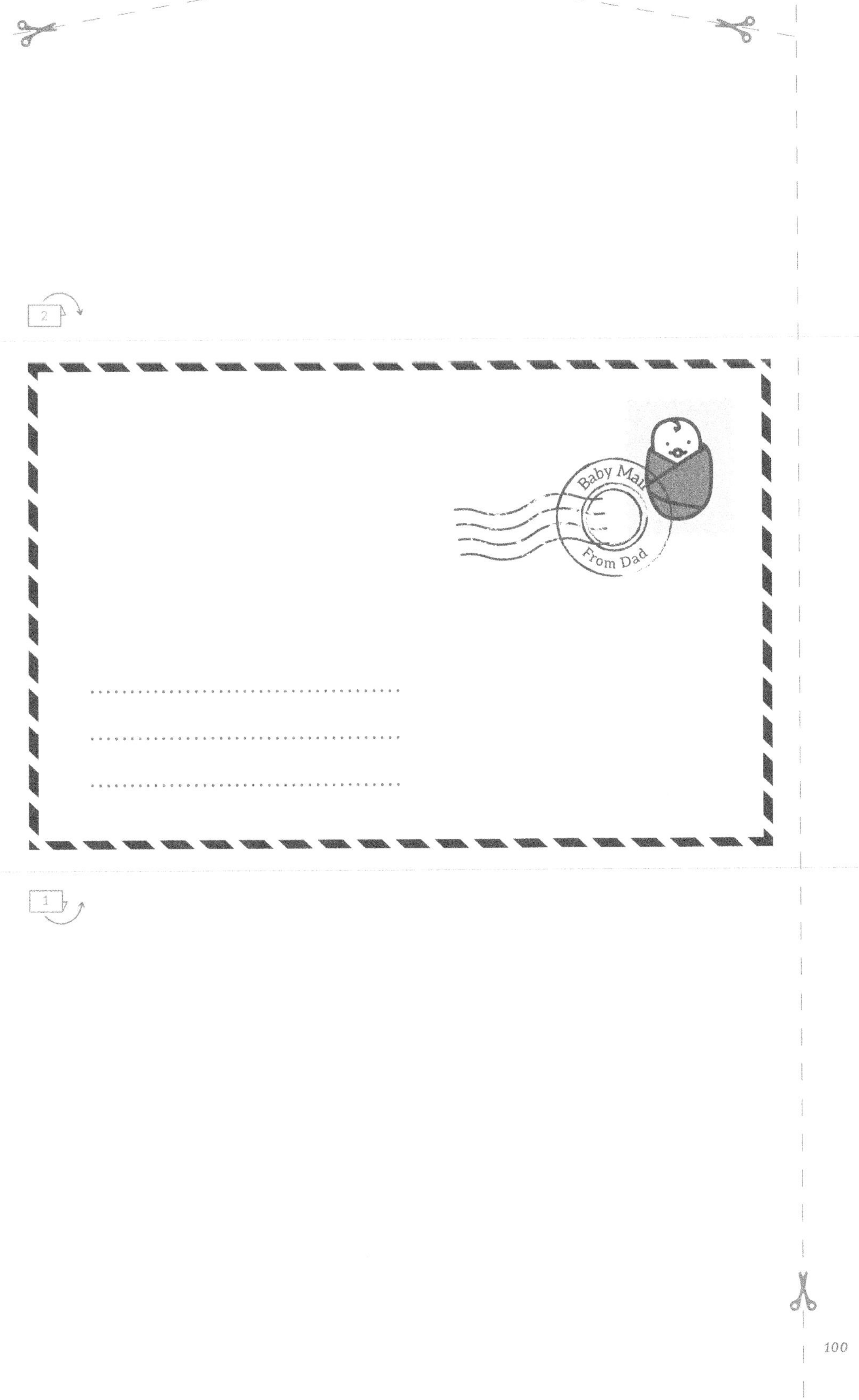
Baby Mail
From Dad

__ / __ / __

A MOMENT TO REMEMBER

Hey baby, ...

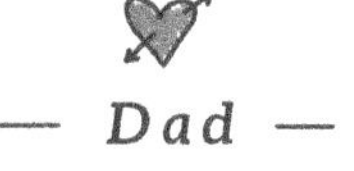

— Dad —

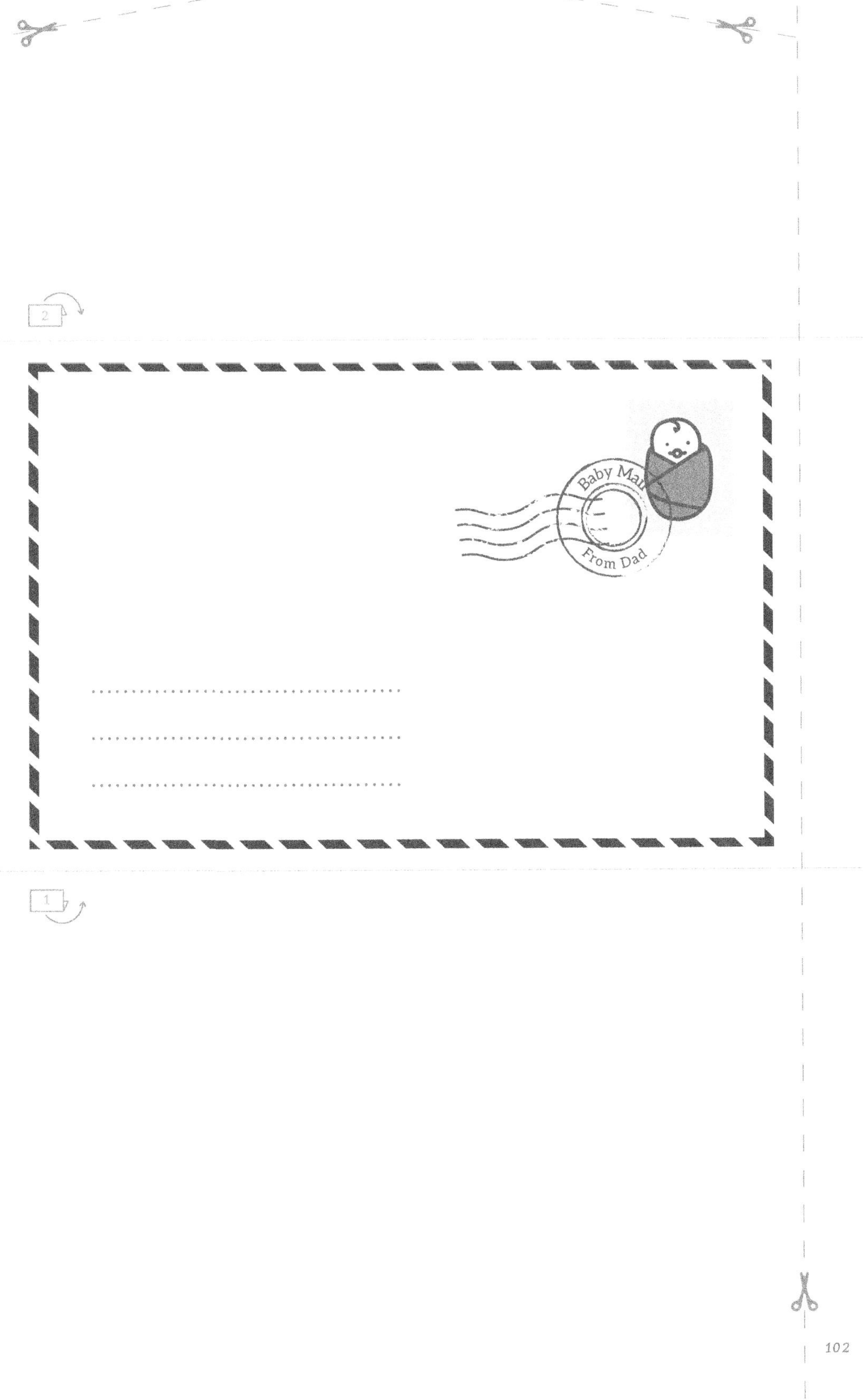

Baby Mail
From Dad

__ / __ / __

HAPPY bIRThday, kiddo!

Hey baby,

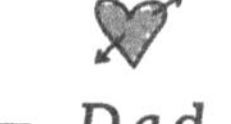

— *Dad* —

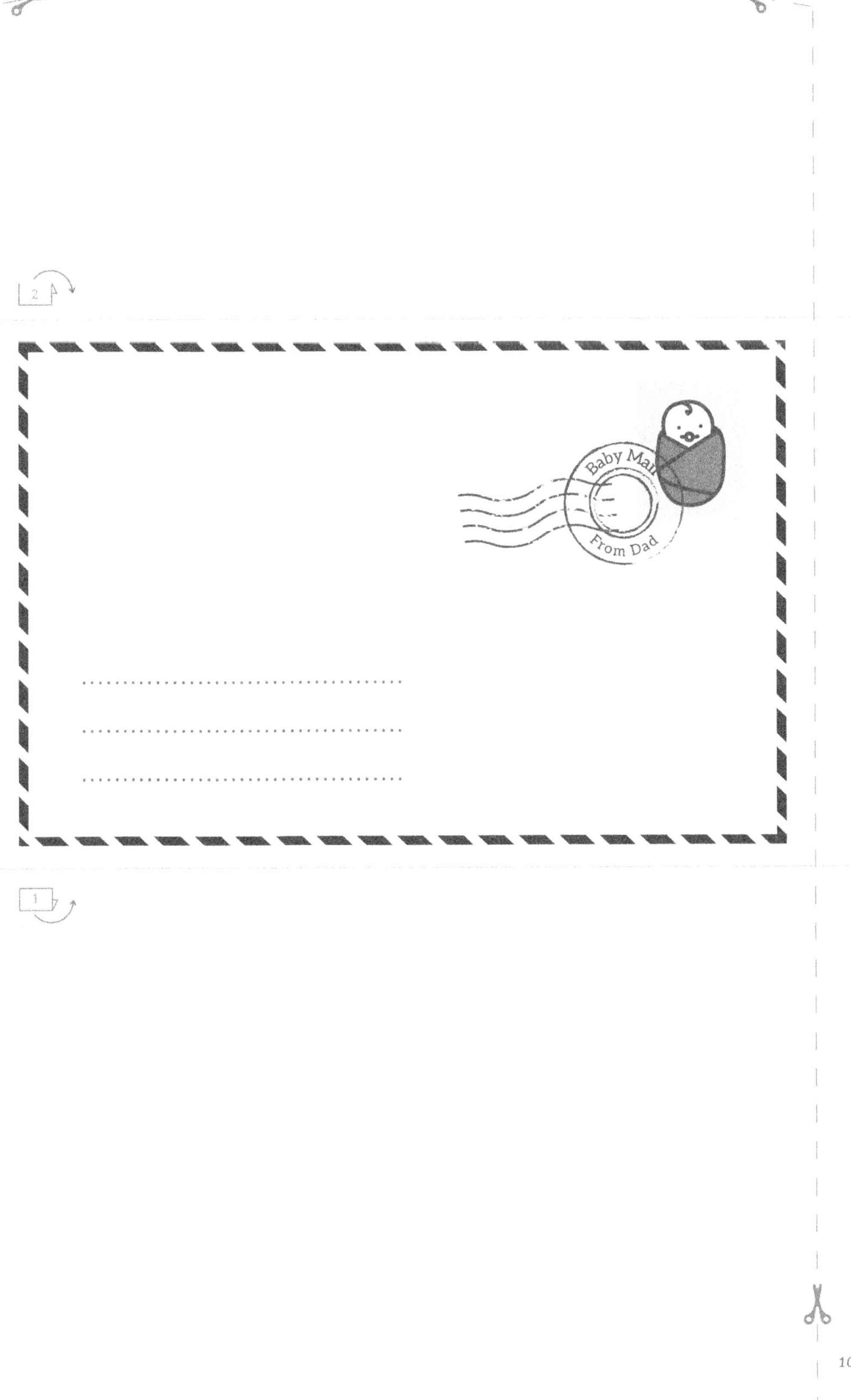
Baby Mail
From Dad

__ / __ / __

This wasn't easy,
but you did it!

Hey baby,

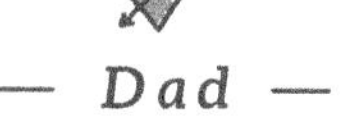

— *Dad* —

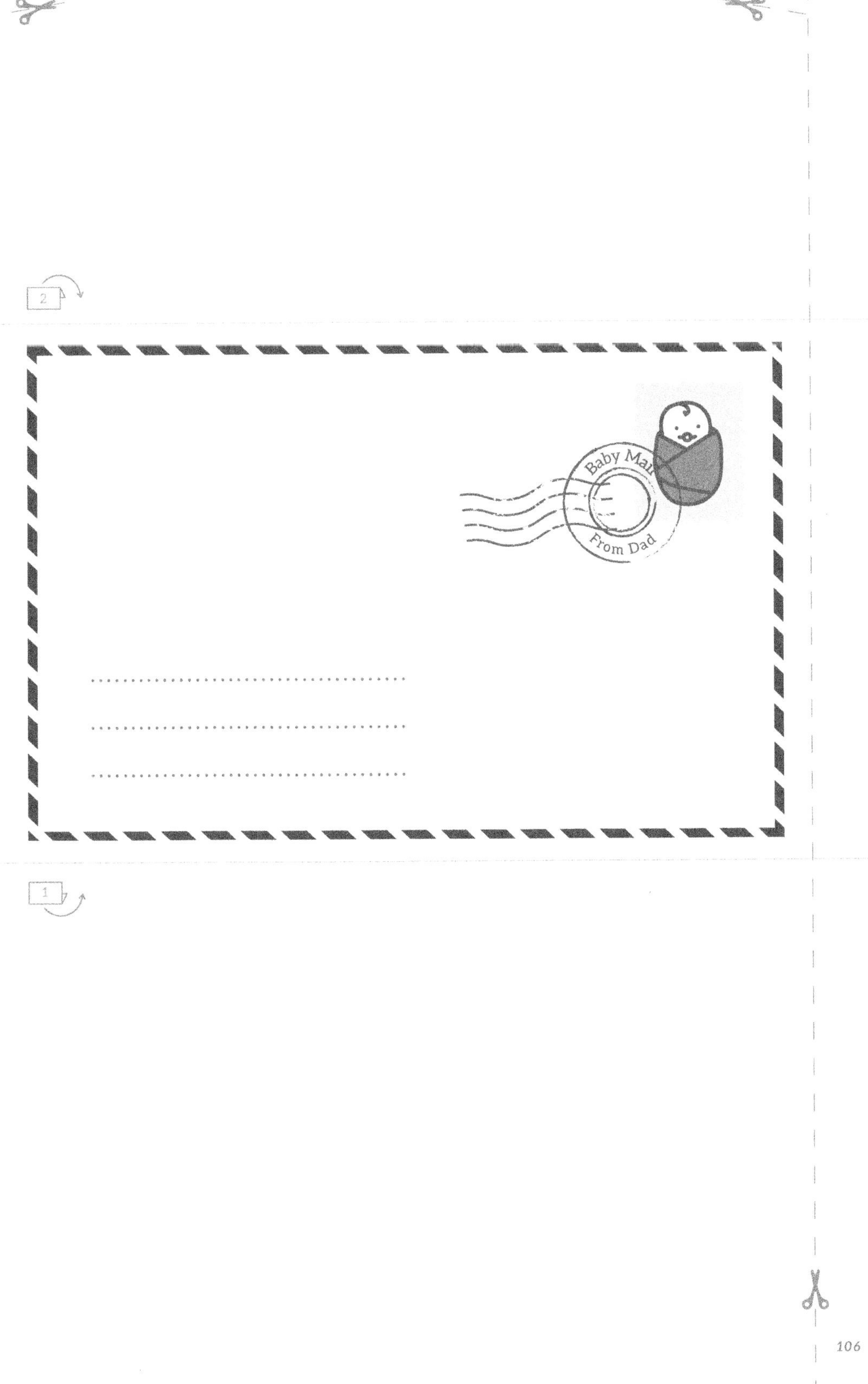

Baby Mail
From Dad

__ / __ / __

HighLighTS
of The YeaR

Hey baby,

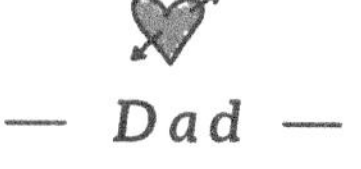

— Dad —

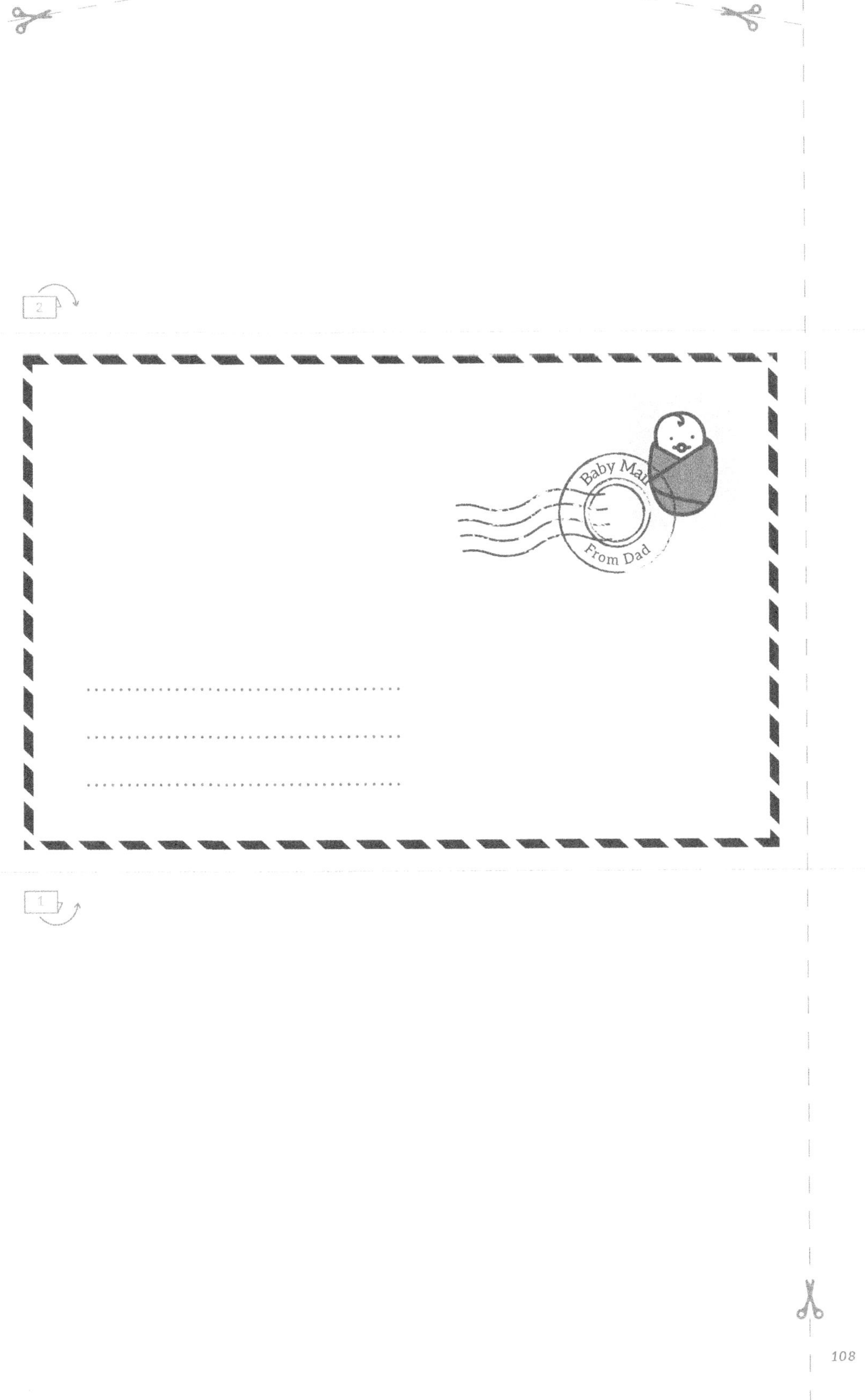
Baby Mail
From Dad

__ / __ / __

Hey baby,

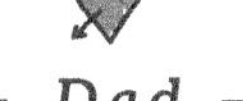

— Dad —

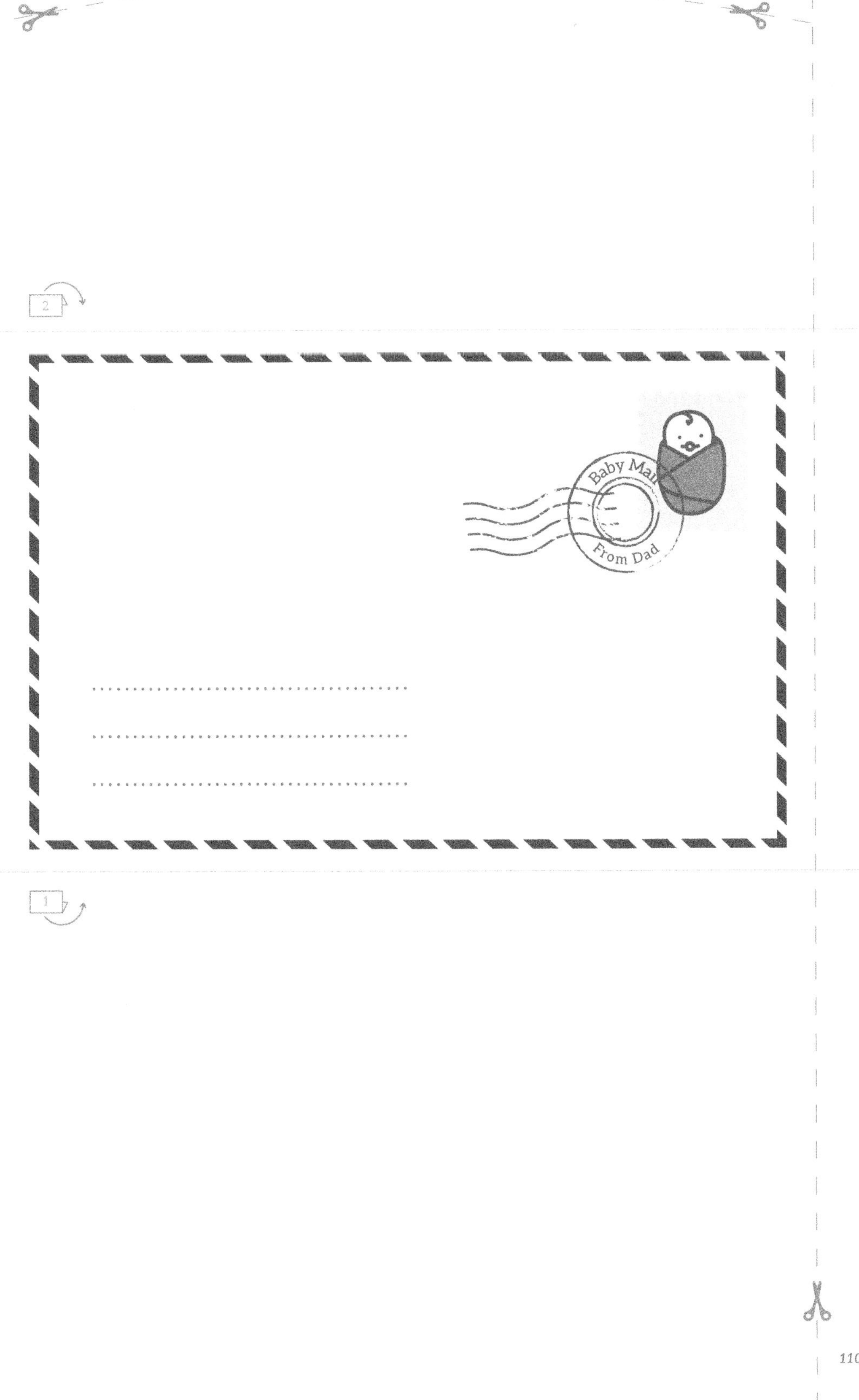

Baby Mail
From Dad

__ / __ / __

Hey baby, ...

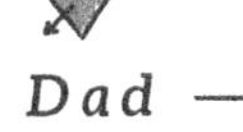

— *Dad* —

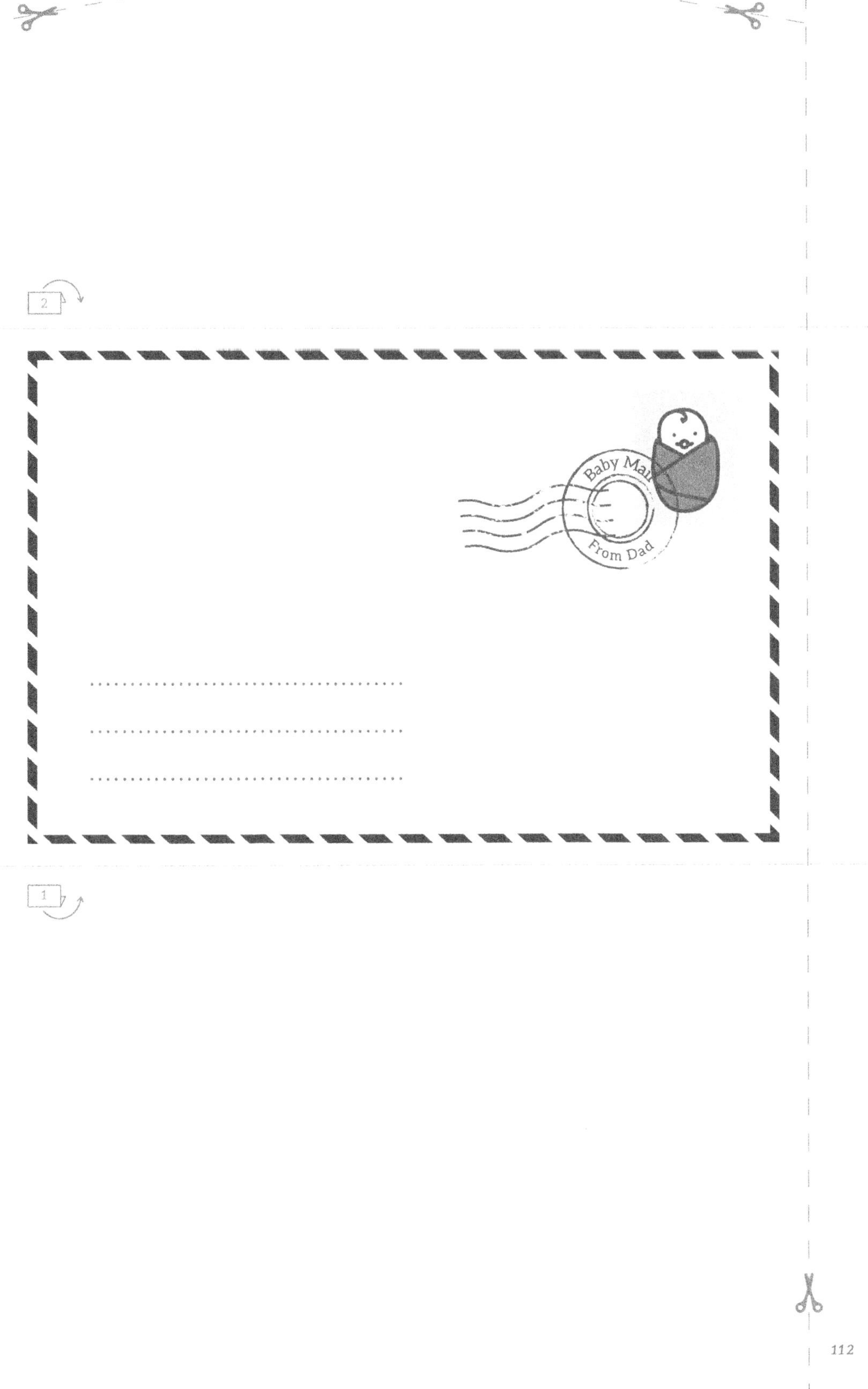
Baby Mail
From Dad

__ / __ / __

Hey baby, ...

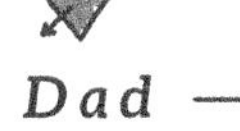

— *Dad* —

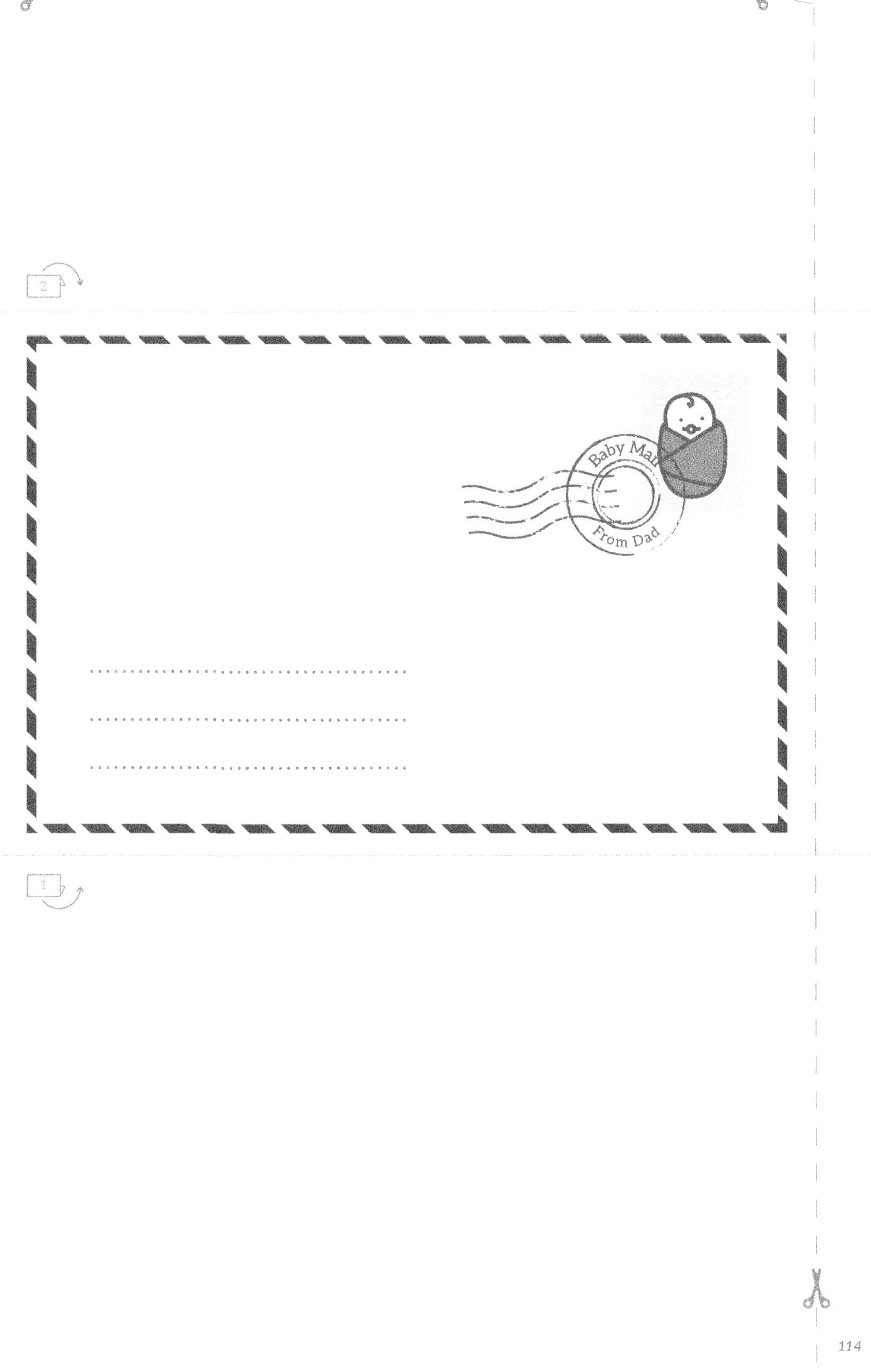
Baby Mail
From Dad

__ / __ / __

Hey baby, ...

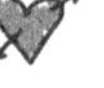

— *Dad* —

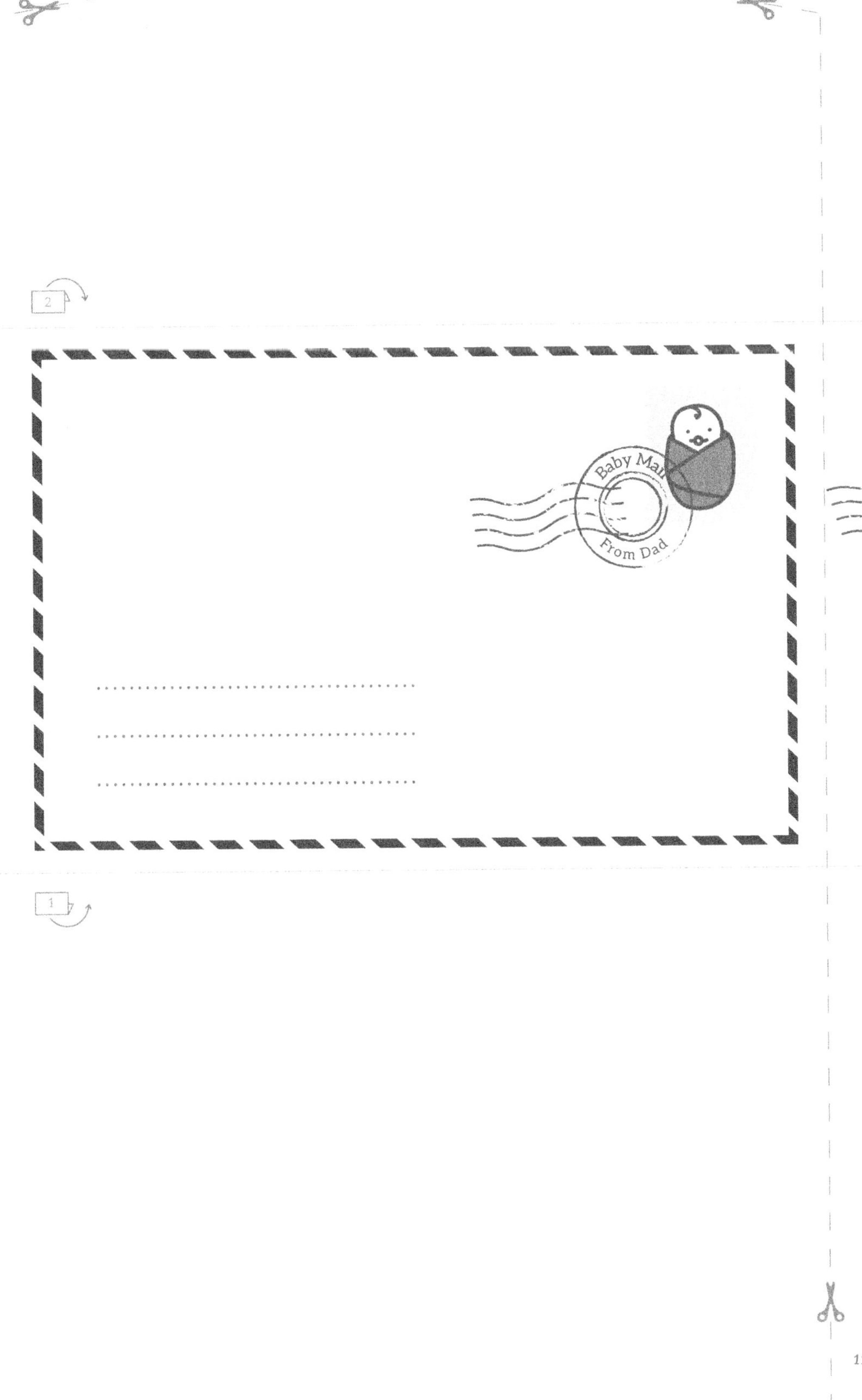

Baby Mail
From Dad

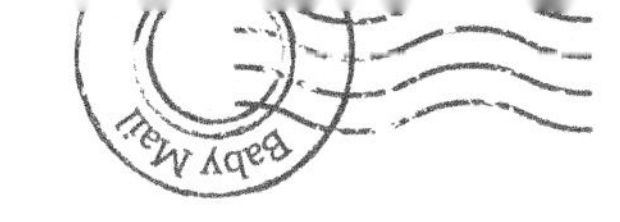
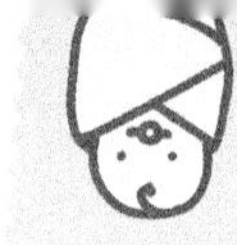

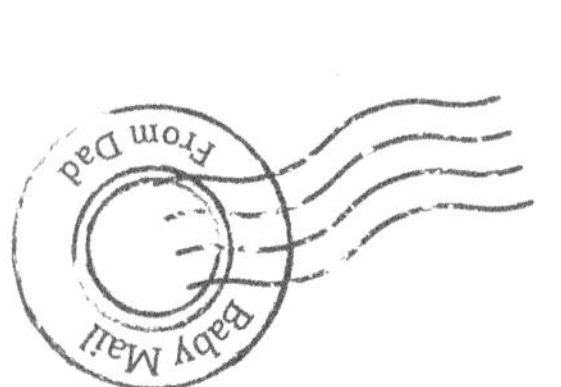
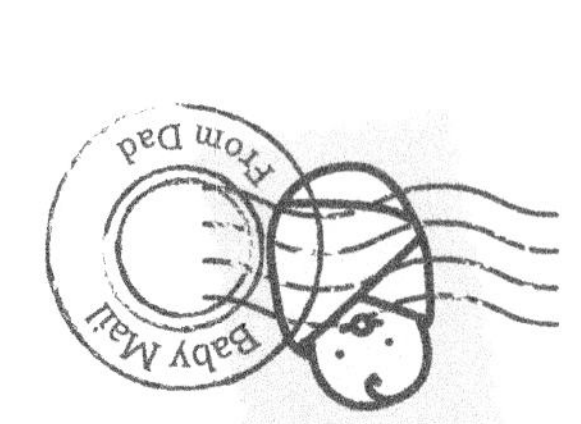
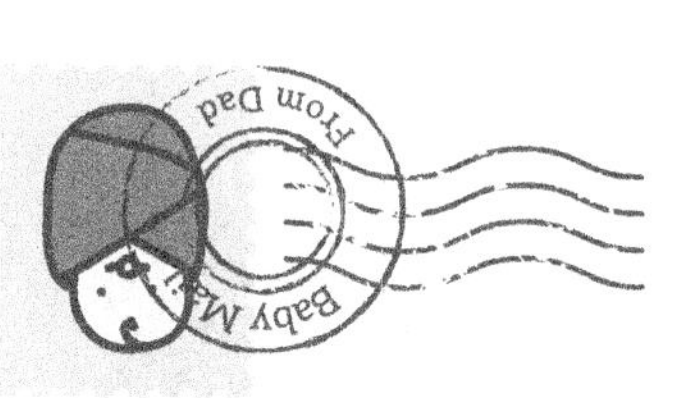
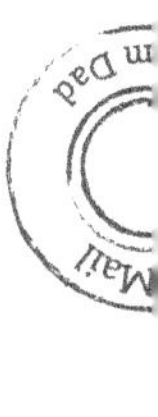
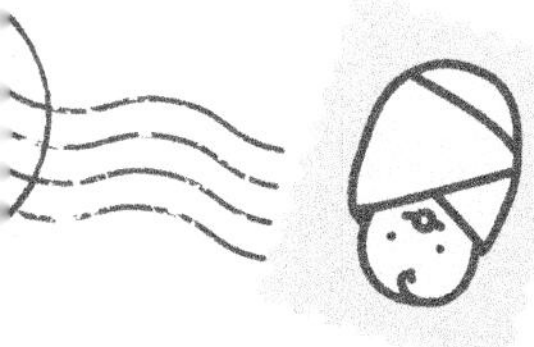
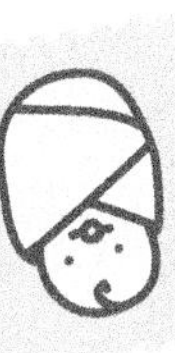
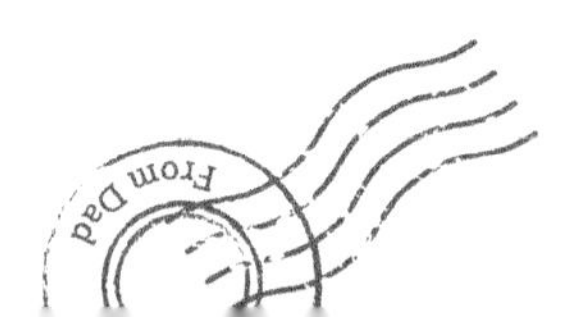

IF YOU WANT MORE

DAD IS

Scan to Visit Store

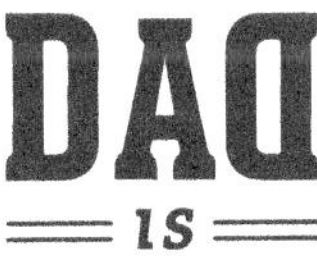

Visit our website
www.dadisworld.com

Made in the USA
Las Vegas, NV
05 September 2025

Made in the USA
Las Vegas, NV
21 October 2021